ÉLODIE CRÉPEL

Je t'aime, UN PEU, BEAUCOUP, HYPER SENSIBLEMENT

Hypersensibles
et autres atypiques,
découvrez
votre haut potentiel amoureux

SOLAR
EDITIONS

Sommaire

Introduction

« On ne voit bien qu'avec le cœur.
L'essentiel est invisible pour les yeux. »

Antoine de Saint-Exupéry, *le Petit Prince*

Voilà maintenant plusieurs années que je reçois des couples, des personnes hypersensibles dans le cadre de ma pratique thérapeutique et de médiatrice familiale. Et plus le temps passe, plus j'ai la sensation que cette citation d'Antoine de Saint-Exupéry décrit à la perfection le vécu amoureux de ces patients atypiques qui viennent partager avec moi leur cheminement. Ce qui m'a marqué ? Tous semblent nourrir cette envie irrépressible d'avoir une personne à aimer, bien au-delà des apparences et en étant tout simplement et authentiquement eux-mêmes. Beaucoup se projettent dans un amour parfait, avançant parfois avec la peur d'être rejeté par l'autre ou, au contraire, avec la folie de leur cœur passionné. Parfois, ils trébuchent, car ces grands sensibles peuvent tout donner pour la personne qu'ils aiment, se dévoiler dans toute leur force et leur fragilité, mais la relation peut battre de l'aile, s'étioler, voire s'éteindre.

J'ai ainsi rencontré, au fil des années, des personnes à la fois enivrées et inquiétées par l'amour, qu'elles désirent absolu. À chaque rencontre, leur cœur s'emballe à nouveau et une multitude de questions et de peurs jaillissent : vais-je encore souffrir ? Cette personne est-elle faite pour moi ? Suis-je à la hauteur de son amour ? Vais-je pouvoir créer le couple que je désire ? Cette personne m'aime-t-elle vraiment pour ce que je suis ? N'en fais-je pas trop ? Et si je la faisais fuir ?

Elles tentent alors de se raisonner, quitte à ne plus écouter leur cœur. Elles brisent la confiance qu'elles pourraient avoir dans leur intuition et finissent parfois par croire que personne ne peut les aimer, car elles ne perçoivent plus la relation avec leurs sens. Et pourtant, ce sont justement ces sens, si développés, qui font d'elles des personnes extraordinairement sensibles. En se battant contre une part d'elles-mêmes, les personnes atypiques se coupent de la seule possibilité d'être épanouies dans leur vie conjugale. Elles tentent bien souvent de correspondre aux attentes de l'autre, au risque de choisir un partenaire non adapté et de s'enfermer dans une relation toxique. Le constat est bien difficile, mais si vrai : je ne compte plus ces récits amoureux, plein d'espoir et de déception, qui m'ont été confiés pendant nos séances...

Pourtant, ces relations en demi-teinte sont loin d'être une fatalité, et nombreux sont les hypersensibles à être heureux et épanouis dans leur couple. Mais tous ces couples atypiques ont un point commun : ils ont une manière foncièrement différente de vivre l'amour, a fortiori quand les deux partenaires sont hypersensibles. Il me semblait important de les mettre à l'honneur dans ce livre afin de les aider à comprendre pourquoi leur particularité leur fait vivre l'amour différemment et de les soutenir dans ces expériences de vie souvent très intenses, parfois même chaotiques.

Mieux se connaître pour mieux s'aimer !

Qu'ils soient hautement sensibles ou « dans la norme » (autant qu'on puisse l'être), beaucoup de couples se connaissent mal. C'est d'autant plus le cas des couples atypiques, qui ne savent pas toujours qu'ils le sont et n'ont donc pas conscience de leur propre fonctionnement. Être atypique, ce n'est pas seulement être différent, c'est aussi et surtout avoir un cerveau qui fonctionne autrement qu'une norme donnée, comme quand on est surdoué, hypersensible, autiste, touché par des troubles de l'apprentissage ou de l'attention, hyperactif, etc. On parle alors de personnes neuroatypiques, par opposition à ceux qui sont cérébralement « dans la norme », les neurotypiques.

Dans ces conditions, plus encore que chez les amoureux neurotypiques, faire couple nécessite de se comprendre pour se faire comprendre et de saisir sa singularité pour bien définir ses besoins, mais aussi ses limites. Cette connaissance de soi favorise une meilleure communication avec l'autre et permet de mettre en place des outils pour s'épanouir au quotidien. C'est l'une des premières choses que je cherche à transmettre aux couples, et plus généralement aux personnes que j'accompagne en tant que médiatrice : la connaissance de leur atypie, mais aussi l'impact qu'elle peut avoir sur leur vie conjugale. Et pour cause : prendre en compte ses caractéristiques, et plus particulièrement les neuroatypies, c'est se donner le droit d'exister. Prendre conscience qu'on existe avec et malgré ses différences, c'est avancer sur le chemin de l'amour de soi, et donc de l'autre. Car, lorsqu'on se connaît mal, on tend plus facilement à se juger, à être intolérant ou en conflit perpétuel avec soi et les autres. On peine aussi à comprendre les différences de chacun, en particulier les siennes. J'espère donc que cet ouvrage vous permettra d'appréhender vos différences, mais aussi de les sublimer, notamment dans votre vie de couple, pour en faire un véritable atout et pour rendre possible la construction d'une relation solide et durable.

Les hypersensibles : une minorité invisible ?

L'hypersensibilité est à la mode : le terme est sur toutes les lèvres. On l'emploie tour à tour pour mettre des mots sur ce que certains considèrent comme une faiblesse (« On ne peut rien lui dire, il réagit au quart de tour : il est hypersensible ! ») ou pour tenter d'expliquer une différence qu'on comprend mal... au risque parfois de vider l'hypersensibilité de son sens. Pourtant, l'hypersensibilité fait aujourd'hui l'objet de nombreux travaux scientifiques, que je m'efforcerai de partager ici.

Pour moi, c'est essentiel, car la recherche engage non seulement les personnes atypiques et/ou hypersensibles à mieux se connaître, et donc à être heureuses dans leurs relations, mais elle permet aussi aux autres de prendre au sérieux cette particularité et de ne pas nier que les personnes atypiques présentent des différences, comme c'est encore parfois le cas. En effet, la sensibilité a longtemps été dénigrée. Selon le docteur Elaine Aron, psychologue américaine pionnière des questions sur l'hypersensibilité depuis maintenant trente ans, aux côtés de qui j'ai eu la chance de me former, cette dévalorisation s'explique non seulement par le fait que la sensibilité est traditionnellement déconsidérée ou jugée marginale, mais aussi parce qu'elle est totalement cachée, car perçue comme une pathologie. Résultat : les personnes qui ne sont pas concernées tendent encore à ignorer l'hypersensibilité, et les personnes hypersensibles elles-mêmes ne sont pas toujours conscientes de leur particularité, car elles ont été formatées à brider leur sensibilité. Pourtant, les atypies concernent environ 30 % des individus, quels que soient leur âge, leur genre, leur nationalité et leur situation sociale. Il me semble donc essentiel que l'hypersensibilité – comme la douance (terme communément employé aujourd'hui pour désigner les personnes à haut potentiel intellectuel, ou surdouées) et les autres atypies – puisse enfin bénéficier de plus de visibilité, et surtout de connaissances précises, pour aider dans leur vie amoureuse ceux qui en ont besoin. C'est ce que je vais m'efforcer de faire dans les chapitres à venir...

Êtes-vous un couple hypersensible ?

Vous le soupçonnez peut-être parfois... mais il n'est jamais évident de savoir si l'on est soi-même hypersensible (ou atypique d'un autre genre), et a fortiori si c'est le cas de votre partenaire ! Pour trouver quelques éléments de réponse, je vous invite d'ores et déjà à vous poser quelques questions. Vous trouverez ici deux tests : un pour les hommes et un pour les femmes ! Pourquoi ? Car, malheureusement, les atypies ne font pas exception au sexisme ordinaire de notre société. Ainsi, les hommes vivent et cachent beaucoup plus leur sensibilité, tandis que les femmes tendent à brider davantage leur potentiel intellectuel, et donc leur douance ! Votre premier objectif : répondre en toute honnêteté à ces questions en fonction de ce que vous ressentez en général (il y aura toujours des exceptions).

À NOTER :

1 = pas du tout ou je ne sais pas

2 = très peu

3 = parfois, selon la situation

4 = assez souvent

5 = totalement

À la fin du test, il suffit de faire la somme de vos points.

Questionnaire pour les femmes

	1	**2**	**3**	**4**	**5**
On disait souvent de vous que vous étiez soit une petite fille calme et douce, soit que vous étiez hyperactive (et ce n'était pas forcément positif).					
On vous a souvent répété d'arrêter « vos caprices » ou « votre cinéma », et reproché « vos larmes de crocodile ».					
Vous avez toujours eu une relation forte avec les animaux, les enfants ou la nature.					
Vous aimez beaucoup l'art ou les activités manuelles en général.					
Vous êtes sensible au yoga, à la méditation, voire à d'autres activités calmes ou spirituelles qui vous permettent une certaine introspection.					
Vous êtes sensible à la justice ou à toute forme de violence.					

	1	2	3	4	5
Vous avez souvent admiré ou envié ces femmes qui avaient l'air de « gérer leurs émotions », qui paraissaient si sûres d'elles, fortes et indépendantes.					
Vous avez une grande intuition, même si par manque de confiance vous ne l'écoutez pas toujours.					
Vous êtes très sensible au soleil, à la lumière artificielle, à certains sons ou odeurs, etc.					
En couple, vous avez besoin de sentir un lien de connexion avec votre partenaire. Vous sentir en confiance pour pouvoir communiquer sereinement est une priorité.					

Questionnaire pour les hommes

	1	2	3	4	5
Quand vous étiez petit, on vous a souvent répété « d'arrêter de pleurer comme une fille » ou vous avez vite compris « qu'un garçon, ça ne pleure pas ».					
Vous n'avez jamais été fan des blagues de vos amis quand elles étaient un peu trop violentes, crues ou misogynes.					
Dès votre enfance, vous vous êtes imaginé que vous vous marierez plus tard et auriez des enfants. C'est une envie qui remonte à loin.					
Vous êtes sensible à l'art, à la musique ou à la nature, etc.					
Vous êtes assez vite gêné par la lumière, les sons forts, les odeurs, etc.					
Vous avez un tempérament plutôt anxieux ou stressé.					
Vous êtes très sensible au regard des autres, à leur avis, et souhaitez leur faire plaisir.					

	1	2	3	4	5
Vous êtes plus à l'aise avec les femmes qu'avec les hommes ; vous avez une majorité d'amies filles.					
Vous avez la sensation que les relations entre hommes sont assez superficielles et vous aimeriez pouvoir parler à cœur ouvert avec d'autres hommes de temps en temps.					
Vous avez choisi un métier en lien avec l'aide, le social ou l'art (souvent des voies où la représentation féminine est plus grande).					

Faites les comptes !

Votre nombre de points :	Le nombre de points de votre partenaire :

Résultats (que vous soyez un homme ou une femme)

• Vous avez moins de 25 points

Comme chacun d'entre nous, vous possédez votre propre sensibilité. Toutefois, vous ne semblez pas hypersensible. Ce n'est en soi ni une bonne ni une mauvaise chose, simplement une manière différente d'être au monde. En revanche, il est possible que la personne qui partage votre vie le soit ! Dans ce cas, veillez à essayer de comprendre comment chacun de vous réagit et vit, au quotidien et dans votre couple !

• Vous avez entre 25 et 35 points

Il peut être intéressant de savoir si le poids de la normalisation (être comme les autres) ou du conditionnement (être comme on vous a éduqué à être) a pu vous empêcher d'exprimer pleinement votre potentiel sensible. Cette situation n'est malheureusement pas rare !

Il est aussi possible que vous ayez une sensibilité plus haute que la moyenne sans pour autant être hypersensible. La seule manière de savoir quelle hypothèse vous concerne est de vous laisser la possibilité de vivre pleinement votre sensibilité. Si vous n'êtes pas à l'aise avec celle-ci ou avec vos émotions, c'est sûrement qu'il y a un blocage lié à votre éducation ou à votre culture, comme c'est souvent le cas chez d'autres personnes atypiques. Ce blocage peut favoriser à long terme diverses difficultés, que vous connaissez déjà peut-être, comme du désamour de soi, des problématiques relationnelles, un burn-out, des troubles anxieux, etc. Cependant, si cela vous concerne, pas de panique : c'est aussi une incroyable chance de partir à la découverte de vous-même, et donc de vous aimer pleinement pour qui vous êtes !

• Vous avez plus de 35 points

Vous correspondez au profil type de la personne hautement sensible ! Vous êtes donc sûrement doté d'un potentiel incroyable, qui regroupe une grande émotivité et une ou plusieurs hyperesthésies (certains sens sont plus développés chez vous que chez la plupart des gens ; voir p. 27). Bien que cette singularité ne soit peut-être pas facile à vivre tous les jours, c'est une véritable chance, car vous jouissez d'une intelligence à part. Reste à la comprendre pour la développer. Certes, ce n'est pas évident de chevaucher la vie en licorne, mais vous savez au fond de vous que c'est quelque chose de magique !

Quel est le profil de votre couple ?

Chacun de vous a plus de 35 points au questionnaire

Il n'y a pas de doute, ou du moins il y en a peu, vous êtes vraisemblablement tous les deux hypersensibles. C'est d'ailleurs sûrement ce qui vous a séduit chez l'autre : cette facilité à communiquer, à vous comprendre. En d'autres mots, chez vous, c'est un peu qui se ressemble s'assemble ! Parfois le quotidien n'est pas évident, surtout lorsque vos deux sensibilités sont mises à rude épreuve, mais vous avez sûrement la sensation de vous être bien trouvés. Il vous manque peut-être juste des clés pour accorder vos belles sensibilités et faire évoluer votre potentiel en couple. Vous les trouverez au fil des pages de ce livre...

Seul l'un d'entre vous a plus de 35 points au questionnaire

Au vu de votre score, l'un de vous semble hypersensible tandis que l'autre ne l'est pas, ou apparemment pas... car dans certains cas la sensibilité peut être cachée ou mise de côté depuis des années. Il est alors possible que vous ou votre partenaire luttiez contre une partie de vous-même, et ce depuis longtemps, sans même le savoir parfois. Il est également possible que vous (ou la personne qui partage votre vie) soyez vite dans la critique de votre partenaire sensible. Souvent d'ailleurs, c'est celui qui critique le plus la sensibilité de l'autre qui est le plus hypersensible des deux ! Cependant, vous êtes aussi peut-être à l'aise avec la sensibilité de l'autre. Vous, ou votre moitié, avez peut-être même été attiré par elle, un peu pour vous compléter, comme deux pièces d'un puzzle qui trouveraient l'une en l'autre ce qui leur manque ou ce dont elles ont besoin. En effet, il n'est pas rare qu'une personne hautement sensible se sente rassurée par un partenaire qui ne l'est pas, et celui-ci apprécie en retour la créativité et tout ce monde différent que l'hypersensible peut lui apporter. C'est peut-être là votre chance ! Toutefois, si vous faites partie de ces « couples mixtes », il est essentiel de positiver les différences et de faire remarquer que c'est justement peut-être ces contraires qui ont permis à votre couple d'exister. Vous trouverez en tout cas, au fil de ces chapitres, des pistes dans ce sens !

Vous avez tous les deux moins de 35 points au questionnaire

Vous avez vraisemblablement une sensibilité moins marquée, ou cachée ! Le problème est donc toujours le même : à quel point êtes-vous à l'aise avec votre sensibilité ? C'est une question très personnelle, qui demande une vraie honnêteté envers vous-même ; c'est surtout une question qui prend du temps ! Dans tous les cas,

gardez à l'esprit que chaque être vivant possède sa propre sensibilité, et ce n'est pas parce que vous n'êtes pas hypersensible que vous ne possédez pas d'autres particularités, comme la douance, l'autisme, un TDAH, des troubles dys, etc., qui vous rendent aussi atypique et qui font de vous et de votre partenaire un couple atypique ! C'est peut-être justement de là que vient cette sensibilité que vous ressentez comme différente. Je vous invite donc à partir à sa découverte, dans une quête d'épanouissement personnel et au sein de votre couple !
Bien entendu, ce test ne remplace pas l'analyse d'un professionnel formé et qualifié. Il n'est là que pour vous mettre sur la voie et vous permettre un début de réflexion.

Chapitre 1

Le couple hypersensible, une atypie parmi tant d'autres

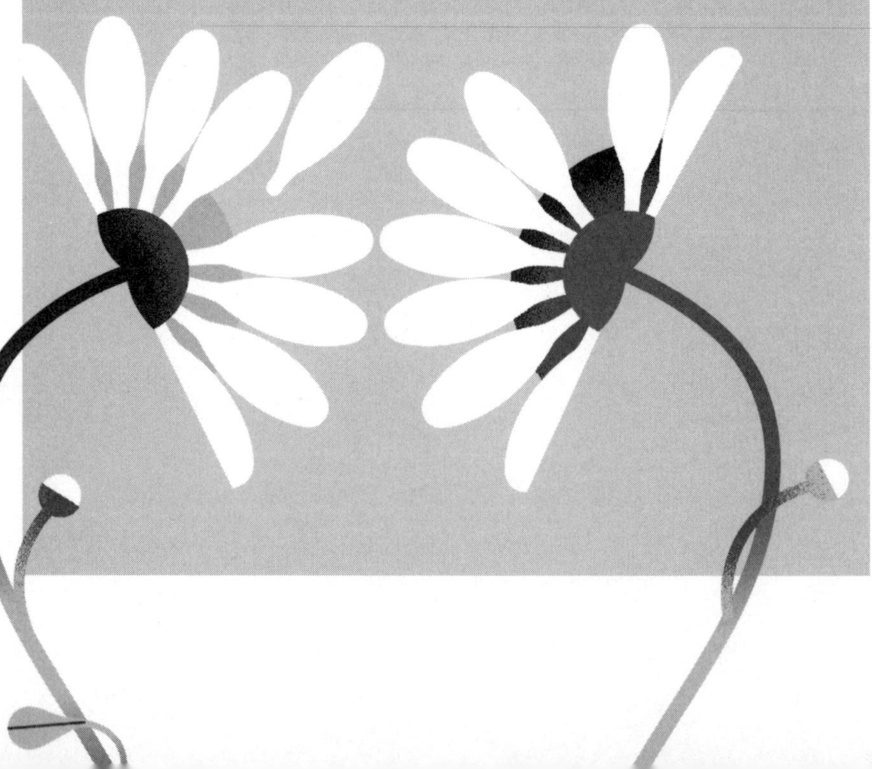

« La différence d'autrui est un don pour l'humanité. Sans cela, l'univers serait un environnement morose, parsemé de visages identiques et chaotiques. »

Joëlle Laurencin

Il est assez rare d'avoir une seule atypie. La plus connue reste à ce jour l'hypersensibilité, mais celle-ci n'est pas exclusive. Une personne hypersensible peut aussi être concernée par la douance, par l'autisme, par les troubles de l'attention et de l'hyperactivité (TDAH), etc. À première vue, ces termes peuvent sembler effrayants, voire être redoutés. Pourtant, ce ne sont là que des mots, et il se cache derrière eux une réalité bien éloignée des craintes qu'on peut avoir à ne pas être « dans la norme ». Je vous propose donc ici de balayer toutes les idées reçues sur les atypies et de plonger dans un monde fantastique où la différence n'est ni plus ni moins que la normalité chez les humains. Objectif : vous comprendre mieux, vous et/ou votre partenaire.

L'hypersensibilité, c'est quoi exactement ?

L'hypersensibilité a longtemps été une particularité dévalorisée, voire déconsidérée. Pour redorer son blason et démontrer à quel point cette atypie pouvait être une richesse, le psychanalyste Saverio Tomasella et l'écrivaine Marie-France de Palacio ont créé en 2016 l'Observatoire de la sensibilité*. Ce premier observatoire francophone sur le sujet permet de centraliser toutes les informations concernant ce champ de recherche. En 2021, j'en suis devenue la codirigeante (avec la coach Fanny Marais) afin de promouvoir, avec exactitude, des données sur la sensibilité, pour la réhabiliter positivement dans le monde francophone. À l'aide de toutes ces données et toutes ces connaissances, je tente chaque jour, à travers mes réseaux et mes livres, d'apporter des éléments de réponse concrets et scientifiques sur l'hypersensibilité. Et c'est indispensable car, lorsqu'on parle d'hypersensibilité en France, certains professionnels de santé doutent encore de son existence ou cherchent une cause traumatique (avec l'idée de guérir de cette sensibilité qui semble pathologique). En Écosse, pays où je vis, au contraire, c'est une question banale, que les soignants vous posent pour mieux vous comprendre, mieux appréhender vos réactions, pour un meilleur accompagnement. J'espère que la France rattrapera vite son retard en ce qui concerne la reconnaissance et la connaissance de cette haute sensibilité.

DES CONNAISSANCES TOUJOURS PLUS POINTUES

Selon le Larousse, l'hypersensibilité est une « sensibilité plus haute que la moyenne, provisoirement ou durablement, qui peut être vécue avec difficulté par la personne concernée elle-même ou perçue comme "exagérée", voire "extrême", par son entourage. » Si cette définition a le mérite d'être claire, l'avancée de la recherche en la matière démontre que l'hypersensibilité est bien plus complexe.

C'est en 1991 que les recherches commencent avec les psychologues Elaine et Arthur Aron, qui étudient alors la psychologie de l'amour et des relations étroites. À partir de ces premiers travaux, des chercheurs

* Site de l'Observatoire : https://lasensibilite.com

découvrent la sensibilité et s'interrogent à son sujet, au point de l'étudier à l'aide de l'imagerie par résonance magnétique fonctionnelle (IRMf). Cette dernière permet de visualiser l'activité cérébrale pendant une tâche ou une discussion, d'observer quelle zone du cerveau est activée, à quelle fréquence et à quelle intensité, et donc de mettre en lumière si l'activité cérébrale de deux sujets est identique ou non. Réalisant l'intérêt de cet outil dans l'étude des atypies, la psychologue Jadzia Jagiellowicz fait l'expérience de montrer deux images similaires à des personnes hypersensibles et à des individus dans la norme, et de comparer leur activité cérébrale. Sa conclusion : chez les personnes hypersensibles, les zones du cerveau stimulées réagissent plus rapidement et de manière plus intense que chez les personnes qui ne le sont pas[1].

UN FONCTIONNEMENT CÉRÉBRAL DIFFÉRENT

Elaine Aron a ensuite élargi le champ d'application de ces travaux pour comparer la grande activité mentale observée par IRM chez des individus d'Asie et des États-Unis, et elle a découvert qu'il ne s'agissait pas d'une différence culturelle, mais bel et bien d'une différence de sensibilité. Enfin, Bianca Acevedo, spécialiste en neurosciences, a elle aussi réalisé une expérience similaire en montrant à des sujets, non pas des images similaires, mais des photos, plus réalistes donc, et par conséquent plus à même de susciter l'émotion. C'est grâce à ces travaux que la chercheuse a réussi à mettre en évidence le rôle majeur de l'insula dans le cerveau des hypersensibles[2].

Aussi appelée « siège de la conscience », l'insula, ou cortex insulaire, est la partie du cortex cérébral impliquée dans les émotions. Elle permet de percevoir plus nettement nos sensations, de les interpréter pour générer des sentiments, des pensées ou même des intuitions. Plus activée chez les personnes hypersensibles, elle leur permet une hypervigilance, et donc une hyperconscience de leur environnement. Concrètement, on remarque sur l'IRM que l'activation cérébrale se fait de manière plus rapide et plus intense face à certaines tâches ou images, ce qui génère des particularités communes à tous les hypersensibles (grande intensité des réponses émotionnelles, humeur changeante, seuil sensoriel bas, niveau d'énergie qui peut vite baisser).

Zoom sur…

LA MÉMOIRE ÉMOTIONNELLE

La mémoire émotionnelle, ce sont les souvenirs que vous avez des événements. Ils ne sont pas factuels, ils ont été modifiés par votre interprétation au fil du temps. C'est la raison pour laquelle certains de ceux qui ont eu lieu lorsque vous étiez jeune vous semblent particulièrement forts, intenses, traumatiques, alors qu'ils ne seraient peut-être qu'anecdotiques si vous les viviez aujourd'hui. Le fonctionnement du cerveau des atypiques va avoir un impact sur leur mémoire émotionnelle, pour ce qui touche par exemple aux détails retenus ou à la manière que le corps aura de s'en souvenir. Il n'est pas rare que les personnes hautement sensibles revivent avec tous leurs sens des souvenirs lointains, au point de se mettre dans le même état émotionnel (de peur, de joie, de tristesse, etc.), car elles se rappellent avec une grande exactitude les odeurs, le bruit, la sensation sur leur peau, etc. Cette mémoire des sens va renforcer leurs souvenirs, dans la durée comme dans l'intensité. Ainsi, leur mémoire émotionnelle est plus puissante, ce qui peut être un inconvénient (car on peut avoir la sensation de ruminer la même chose pendant longtemps) comme un avantage (c'est agréable de se souvenir longtemps des belles choses).

HYPERSENSIBLE, ULTRASENSIBLE OU POTENTIEL SENSIBLE…

Aujourd'hui, la richesse de cette littérature scientifique a permis de faire évoluer les connaissances de cette particularité… et avec elles le vocabulaire qui lui est lié. On parle ainsi tour à tour d'hypersensibilité, d'ultrasensibilité, de haute sensibilité ou encore de potentiel sensible, quitte parfois à s'y perdre un peu ! Pourtant, cette évolution s'explique : plus on comprend ce domaine et plus on a envie d'en affiner les termes, le vocabulaire. C'est donc une bonne chose, d'autant plus que le mot « hypersensible » était loin de faire l'unanimité.

En effet, le superlatif « hyper » semble amener l'idée péjorative que c'est « trop », que c'est « anormal », voire « névrotique », et beaucoup de grands sensibles ne se reconnaissent pas dans ce terme, voyant leur sensibilité de manière plutôt positive. Pour refléter toute la subtilité de la sensibilité, plusieurs pistes ont été proposées, qui font aujourd'hui (peu ou prou) consensus.

- Saverio Tomasella a été le premier à parler d'ultrasensibilité, un mot qui permet de distinguer les personnes en souffrance (les hypersensibles) de celles qui développent leur sensibilité positivement (les ultrasensibles).
- Avec le développement des travaux en neurosciences est apparu le terme « potentiel sensible », qui non seulement permet la corrélation avec le haut potentiel intellectuel ou émotionnel, mais qui surtout apporte une nouvelle perspective : l'idée que la sensibilité peut se développer tout au long de la vie.

... ET SENSIBILITÉS VARIÉES !

Pour les personnes à la sensibilité « standard », ce débat peut paraître assez anodin. Pourtant, si j'insiste sur le langage, c'est qu'il y a plusieurs types de sensibilité. Certes, ils peuvent se chevaucher, mais ils n'ont ni la même origine ni le même impact sur la vie de la personne touchée.

- Il y a d'abord la sensibilité innée, celle dont je vais vous parler dans ce livre. Sa particularité ? Elle est une caractéristique de naissance, comme la couleur des yeux, de la peau, des cheveux, etc.
- Il y a ensuite la sensibilité traumatique, qui est en lien avec un événement de la vie, douloureux et assez répétitif pour avoir un impact à long terme sur la sensibilité. C'est par exemple le cas d'une violence connue dès le plus jeune âge, qui marque la sensibilité de l'enfant et génère des traumas à l'âge adulte. Cela explique aussi parfois certaines difficultés de couple : perte de confiance en l'autre, jalousie maladive, difficultés sexuelles, etc. Il n'y a pas de lien avec la sensibilité, mais bien avec des problématiques personnelles qui ont leur origine dans le passé de la personne concernée. Cette grande souffrance peut d'ailleurs être prise en charge et apaisée grâce à

une thérapie, comme l'hypnose ou l'EMDR. Une fois le traumatisme derrière soi et la paix faite avec le passé, il est possible que l'extrême sensibilité disparaisse.

On me demande souvent si on peut avoir les deux types de sensibilité. La réponse est oui ! On peut être hautement sensible et présenter une sensibilité traumatique. C'est justement parce que la sensibilité présente une multiplicité de visages qu'il est important d'employer les bons mots (et donc au besoin de les créer) afin que chaque personne sensible puisse se reconnaître !

SOMMES-NOUS MOINS HEUREUX QUAND NOTRE SENSIBILITÉ EST LIÉE À UN TRAUMA ?

Un article publié en 2005 dans la revue scientifique *Personality and Social Psychology Bulletin* semble en attester. Basés sur quatre expériences faites sur des personnes hautement sensibles, certaines avec une sensibilité traumatique et d'autres non, ces travaux ont permis de mettre en avant plusieurs conclusions intéressantes.

- Ce sont bien les traumatismes qui sont à l'origine des souffrances et des névroses, et non une sensibilité innée, génétique.
- Les personnes concernées par la sensibilité traumatique ou ayant un lien non sécurisant avec leurs parents sont plus susceptibles d'être anxieuses ou dépressives, contrairement à l'idée communément acceptée jusqu'alors qui voulait que les personnes hautement sensibles de naissance fussent plus à même d'être anxieuses et de faire des dépressions.
- Par ailleurs, d'autres travaux rappellent que les personnes hautement sensibles (sans sensibilité traumatique ou ayant dépassé leur trauma) ont plus de chance d'être heureuses et d'apprécier les petits bonheurs de la vie que les personnes non hypersensibles.

L'HYPERSENSIBILITÉ : UNE QUESTION DE GÈNES ?

Pour aller plus loin, reste une question : d'où vient le potentiel sensible quand il est inné ?

- Certains chercheurs émettent l'hypothèse qu'il pourrait avoir une origine génétique. Les premiers travaux de recherche en ce sens ont été menés par Stephen Suomi[3], chef du laboratoire d'éthique comparative de l'Institut national de la santé infantile et du développement humain à Bethesda (USA). Il a observé que certains singes naissaient avec une particularité génétique les rendant plus sensibles au stress, et que cette même mutation leur donnait une meilleure mémoire, favorisait la prise de décision et leur permettait d'être plus souvent chef de groupe. Plus précisément, selon une étude menée par le Pr Chen, du département de psychologie et de comportement social à l'université de Californie, cette caractéristique génétique proviendrait chez l'humain d'une variation touchant sept gènes de la dopamine, l'une des hormones du bonheur, ce qui semble avoir des conséquences sur le comportement. Ces personnes seraient ainsi plus attentives aux détails de leur environnement ainsi qu'à l'attitude des autres, et elles tenteraient de s'y adapter plus, ce qui générerait chez elles un grand stress.
- D'autres experts émettent plutôt l'hypothèse que l'origine de la haute sensibilité se trouverait dans l'épigénétique, l'étude des changements d'activité des gènes sous l'influence de l'environnement. Par exemple, un événement marquant vécu de manière répétée et intense (comme des violences) ou un très grand stress sont susceptibles de causer un traumatisme tel qu'une mutation peut apparaître dans les gènes, dès la vie in utero, et donc générer une hypersensibilité. Selon ces spécialistes, l'hypersensibilité serait donc avant tout liée à un traumatisme au cours de la périnatalité. Reste qu'aucune étude à ce jour ne valide scientifiquement cette idée.

- Il semblerait cependant que l'environnement ait une influence sur le potentiel sensible. En attestent les travaux d'Elaine Aron, qui constate, dans ce cadre, que l'enfant doit évoluer dans un environnement bienveillant pour développer une plus grande faculté d'adaptation et un plus grand optimisme général[4]. La spécialiste en déduit que, si certaines mutations génétiques peuvent expliquer le tempérament d'une personne, l'environnement a un rôle prépondérant sur le fait qu'elle puisse être plus anxieuse ou plus déprimée, ou développer ce qu'elle va appeler une « sensibilité avantageuse », c'est-à-dire la capacité à vivre sereinement sa haute sensibilité*.

À mon sens, en cherchant à trancher entre l'inné et l'acquis, nous créons un débat là où il ne devrait pas y en avoir, car la véritable question est de savoir si la personne souffre ou non de son hypersensibilité. L'origine de celle-ci importe peu car, dans un cas comme dans l'autre, l'accompagnement sera le même pour soulager l'hypersensible en cas de difficultés. J'ai néanmoins eu l'occasion, comme bon nombre de thérapeutes, de faire un constat dans ma pratique : la sensibilité, comme les autres atypies, est souvent liée à une caractéristique familiale, même s'il arrive qu'elle saute une génération. Cela explique pourquoi il peut être intéressant de savoir s'il y a d'autres atypiques au sein de la famille, ne serait-ce que pour envisager d'apaiser les relations intrafamiliales en cas de problème.

LA SENSIBILITÉ : UN POTENTIEL AVANT TOUT !

Au-delà du débat sur l'origine de l'hypersensibilité, il me semble important de garder à l'esprit que tous les êtres vivants, humains compris, possèdent leur propre sensibilité, unique, incomparable à celle des autres. Voilà pourquoi deux personnes hypersensibles ne se ressemblent pas, et qu'il ne suffit donc pas d'être en couple avec un autre atypique pour créer une relation épanouie (voir p. 60). En revanche, nous naissons avec un potentiel sensible qui

* Elaine Aron, *Mon enfant est hautement sensible*, Leduc, 2019.

évolue, qui est en constante transformation selon les événements de la vie, de nos rencontres et de la place qu'on lui accorde. Si vous avez grandi dans une famille à l'aise avec les émotions, peut-être vous a-t-on laissé plus de place pour exprimer vos ressentis et vos besoins ? En grandissant, vous avez donc sûrement été plus à même d'accompagner vos propres émotions. Si, au contraire, on vous a répété sans cesse « arrête tes caprices », « il faut t'endurcir un peu, quand même », et autres jugements sur vos émotions, il y a fort à parier que, de manière plus ou moins consciente, vous avez passé toute votre vie à gérer vos émotions, à les canaliser pour les oublier, car vous les vivez comme gênantes, voire carrément handicapantes. Savoir d'où vous venez vous permettra de comprendre pourquoi vous entretenez la relation actuelle avec votre sensibilité. C'est le début de la compréhension de soi, et de soi avec les autres !

COMMENT SE MANIFESTE LA HAUTE SENSIBILITÉ ?

La haute sensibilité se distingue par un fonctionnement et par un ressenti émotionnel différents, intenses et surtout quotidiens ! C'est pour cette raison que, quand nous parlons d'hypersensibilité, nous nous représentons souvent une personne fragile, pour ne pas dire faible, qui pleure sans cesse et qui a toujours besoin d'aide. Nous avons l'image d'un petit être à protéger, d'un être qui ne peut pas se défendre, telle une délicate fleur en pleine tempête. Pourtant, c'est vraiment une conception caricaturale de l'hypersensibilité, et cela à plusieurs titres.

EN FINIR AVEC LES STÉRÉOTYPES !

Voici un petit exercice pour tordre le cou à vos idées reçues sur le sujet, car c'est en prenant conscience de vos préjugés que vous pourrez les combattre et les dépasser.

Prenez un cahier – qui vous accompagnera tout au long de votre lecture –, un stylo, et écrivez tout ce qui vous passe par la tête quand vous lisez le mot « hypersensible ». N'hésitez pas à écrire des mots, des phrases, ou à dessiner. Plus l'idée est forte, plus elle doit prendre de la place sur votre page. Gardez-le ensuite précieusement. Vous aurez l'occasion d'y revenir au fil des chapitres à venir.

D'abord, de nombreux hypersensibles bloquent leurs émotions, puisqu'on leur a appris à faire cela dès leur plus jeune âge. Loin d'être ces petites fleurs fragiles, ils se créent une énorme carapace, pensant qu'ils ne peuvent pas faire autrement dans ce monde ! Ensuite, il y a ceux qui s'assument et qui vivent leurs émotions en harmonie (les fameux ultrasensibles), ce qui leur permet d'user de leur force de résilience (cette capacité à grandir dans les épreuves ; voir p. 180), et donc d'affronter des événements dramatiques plus facilement que bien des personnes.

Il est vrai cependant que de nombreux hypersensibles sont aussi hyperémotifs et qu'il leur arrive de pleurer plus souvent que les personnes non concernées par cette particularité. Je précise bien « plus souvent » et non pas « plus facilement », ce qui reviendrait à sous-entendre « pleurer pour rien » ou « pour peu ». En fait, les personnes à haute sensibilité vont aussi sourire, rire et être heureuses plus souvent que les autres, celles dites « normales », ce qui peut être une merveilleuse source d'épanouissement pour elles et pour leur couple… Et cela, on ne le dit pas assez !

Mais alors, comment l'hypersensibilité s'exprime-t-elle et quels vont être les impacts sur la vie conjugale des personnes concernées ? Il me semble important de retenir trois grandes caractéristiques, que nous allons détailler – l'hyperémotivité, l'hyperesthésie et les hyperstimulabilités –, ainsi que l'introversion, et de garder à l'esprit que l'hypersensibilité partagée dans un couple n'est pas à coup sûr problématique ! Au contraire, elle est souvent une vraie force.

“

LE TÉMOIGNAGE

de Thomas et d'Angélique

Quand on est hypersensible, les pensées se multiplient… et les pensées négatives ne font pas entorse à cette règle. Dans ces moments-là, il est important de ne pas prendre les émotions de l'autre personnellement, mais plutôt d'essayer de le comprendre et d'avancer ensemble sur les blocages ou les peurs qu'il nous exprime. Dans notre couple, le fait d'avoir la même sensibilité et le même système de pensée nous permet plus facilement de le faire, et nous pensons que cela peut faire une grande différence dans l'équilibre à deux.

”

L'HYPERÉMOTIVITÉ

L'hyperémotivité est la faculté de ressentir et d'exprimer ses émotions de manière intense et à fréquence élevée. C'est dévaler des montagnes russes émotionnelles, c'est avoir la sensation de faire le yo-yo, c'est passer du rire aux larmes rapidement. Le cerveau des hypersensibles est câblé ainsi : il vit les choses de manière intense et fréquente. Dans le couple, notamment, l'hyperémotivité agit comme un exhausteur de goût. Joie, tristesse, colère... tout semble plus intense pour les hyperémotifs. Quand cette particularité est acceptée par l'autre et vécue dans la bienveillance, elle peut pimenter le quotidien !

Malheureusement, elle est si déstabilisante que c'est rarement le cas, et la personne hyperémotive doit faire face aux regards qui jugent, à l'incompréhension des autres ou à des situations de grand stress. Ainsi, contrairement à ce que l'on pourrait croire, il n'est jamais facile d'être en couple avec un autre hypersensible, car le trop-plein d'émotions, s'il est accepté et vécu pleinement (et pas seulement géré ou rejeté), peut créer une densité émotionnelle invivable pour le couple.

Dans le même ordre d'idées, l'hyperémotivité peut générer un trop-plein chez les personnes qui partagent la vie d'un hypersensible et ne le sont pas elles-mêmes. C'est plus particulièrement le cas chez celles qui sont mal à l'aise avec leurs propres émotions, qui cherchent à les canaliser et à être dans une gestion quasi constante. Résultat : elles ne supportent pas que l'autre ne veuille pas en faire autant, ou ne le puisse pas. Je l'observe souvent en consultation : quand l'un des deux membres d'un couple n'est pas hypersensible, sa réaction est souvent l'agressivité. Comment l'expliquer ? Par l'effet des neurones miroirs. Il lui est insupportable que les émotions de l'autre l'atteignent, cela le violente au point qu'il est obligé de mettre un terme à l'émotion de l'hypersensible, en le jugeant et en lui faisant croire que c'est lui qui a un problème.

LES NEURONES MIROIRS, QUÉSACO ?

Les neurones miroirs permettent à chacun d'imiter instinctivement les actions d'un autre individu (comme le bâillement). Ils jouent aussi un rôle dans la compréhension, l'analyse et le ressenti des émotions d'autrui. Ainsi, quand nous sentons que l'autre est triste, cela nous serre le cœur et nous rend triste aussi. Si chacun de nous possède des neurones miroirs, les études faites sur le cerveau démontrent qu'ils sont plus nombreux et plus actifs chez les personnes hautement sensibles[5].

Pourtant, une émotion ne se contrôle pas, elle se vit ! Si vous avez été (ou êtes) confronté à ce type de situation, gardez à l'esprit que plus vous vous obstinerez à contrôler qui vous êtes, et donc à contrôler vos émotions, moins vous avancerez dans la création d'un couple complice et stable. Les non-hypersensibles peuvent garder un faux self constant (une image sociale, comme un masque que l'on porte pour correspondre aux attentes d'autrui) au sein même de leur couple, ils peuvent laisser paraître qu'ils sont un couple parfait. Ne les enviez pas, cela ne vous correspond pas, c'est impossible pour vous ! Sachez voir au-delà des apparences... Il est normal d'être en désaccord dans un couple, de ne pas avoir les mêmes besoins et parfois même de ressentir du « désamour » pour l'autre, d'autant que l'amour évolue au fur et à mesure des années et qu'il se transforme.

L'HYPERESTHÉSIE ET L'HYPERSTIMULABILITÉ !

L'hyperesthésie et l'hyperstimulabilité décrivent cette particularité qu'ont les personnes à haute sensibilité d'avoir leurs sens et leurs ressentis très développés (voir p. 65). La première, qui peut concerner un ou plusieurs sens, est susceptible de générer de l'agacement, de la fatigue, sans que l'on en comprenne vraiment la cause. Ainsi, une personne pourra être persuadée qu'elle est sujette aux migraines et qu'elle ne peut rien y faire, alors qu'elle a simplement une hyperesthésie visuelle et qu'elle pourrait alléger ses maux en évitant de travailler toute la journée à la lumière des néons. De la même façon, une personne ayant une hyperesthésie kinesthésique, c'est-à-dire dont le toucher est particulièrement développé, peut ressentir de la gêne au contact de certaines matières et avoir des difficultés à trouver des habits confortables (voir p. 66).

Vous avez la sensation d'être concerné ? Cherchez à comprendre vos hyperesthésies, à découvrir comment elles se manifestent dans votre quotidien et comment elles évoluent (dans le temps et selon les événements de vie). L'objectif : prendre conscience de leur impact sur votre quotidien, et donc sur votre vie conjugale (voir p. 65). J'ai souvent constaté, en médiation, qu'un conflit pouvait être évité par le simple fait de trouver une solution, non pas pour le couple, mais pour apaiser l'hyperesthésie ou l'hyperstimulabilité d'un des partenaires. Encore faut-il s'en apercevoir... À titre personnel, je ne savais pas que j'étais hyperesthésique visuelle jusqu'à ce que mon mari et moi devenions minimalistes. Lorsque ma maison s'est retrouvée totalement épurée, j'ai ressenti une profonde tranquillité et un apaisement inédit. J'ai compris alors qu'un environnement minimaliste était pour moi source d'harmonie intérieure, et qu'avoir trop d'objets dans mon environnement était une vraie pollution. Ça m'écrasait totalement et générait en fin de journée plus d'agacement et de fatigue, des causes de conflit probables dans mon couple.

L'INTROVERSION

Pour bon nombre de personnes à haute sensibilité, l'introversion est considérée comme essentielle, voire vitale, et peu importe sa forme : un refuge, un jardin secret, une *panic room*, des moments de solitude... C'est l'une des grandes caractéristiques des hypersensibles. Attention à ne pas confondre l'introversion avec le fait d'être ou non introverti. Car si un tiers des hypersensibles est introverti, un autre tiers est extraverti et un dernier tiers est ambiverti.

À cause de leur hyperstimulabilité, ils ont davantage besoin de se recentrer sur eux-mêmes pour se sentir moins envahis par le monde, par les autres et par leurs émotions. C'est ce qui évite le fameux effet éponge ! On sait que, pour durer plus longtemps, une éponge ne doit pas toujours baigner dans l'eau... et il en va de même pour les hypersensibles : il faut parfois savoir se retirer du grand bain et se retrouver simplement.

Malheureusement, cette démarche d'introversion est compliquée, tant pour le couple que pour les personnes hypersensibles elles-mêmes, car elle n'est pas toujours comprise et respectée par l'autre. Cela favorise l'apparition d'incompréhensions et de tensions.

Autre problématique de taille : l'hypersensible ayant tendance à avoir peu confiance en lui, il finit souvent par se convaincre qu'être seul rime avec solitude, et donc sentiment de désamour. Pourtant, selon certaines études[6], les personnes qui savent respecter et faire respecter leur besoin d'introversion auraient moins de risques de dépression !

COMMENT ÊTRE EN PAIX AVEC VOTRE BESOIN D'INTROVERSION ?

Vous ressentez des difficultés à accepter votre besoin d'introversion ? Rappelez-vous que vous êtes la première personne à devoir vous aimer. Or, prendre soin de vous dans une grande et puissante introversion personnelle, c'est justement vous apporter de l'amour ! Trouvez ce qui vous convient et mettez-le en pratique comme une habitude saine pour vous : méditation, prière, yoga, sport, lecture, danse, activité artistique ou créative, etc. Ce moment de retour à vous doit faire partie de votre quotidien, comme manger ou respirer... Surtout, expliquez-le à votre partenaire !

De plus, être seul et avoir un sentiment de solitude sont deux choses différentes. Je vous invite à vous renseigner sur la blessure d'abandon si vous en souffrez (notamment à travers les ouvrages de Lise Bourbeau)*.

* Voir à ce titre *Les 5 blessures qui empêchent d'être soi-même*, Pocket.

En couple et hypersensibles : une sensibilité à part

Si l'on conçoit assez aisément que l'hypersensibilité puisse avoir des conséquences sur la vie de couple, il est important de se rendre compte que, lorsque le couple est composé de deux partenaires hautement sensibles, cela change la façon de « faire couple », et donc la manière d'envisager la relation. J'ai eu l'occasion de le constater dans ma pratique de médiatrice familiale. Mon constat est dans la lignée de ceux d'Elaine Aron et de Saverio Tomasella : ce qui distingue le plus une personne atypique d'une personne qui ne l'est pas, c'est l'intensité de ses besoins, de ses émotions et de ses valeurs. Résultat : quand les couples d'atypiques ne parviennent pas à trouver de solutions à leurs différends, c'est à chaque fois en lien avec un besoin non écouté. Quels sont ces besoins propres aux couples hypersensibles ? Et comment leur apporter des solutions ? Voilà des pistes que j'aborde chaque jour en séance avec les couples que je suis.

COMMENT METTRE DES MOTS SUR VOS BESOINS !

Lors de mes séances, j'ai constaté que les disputes et les conflits émergeaient souvent quand chacun utilisait des mots différents pour exprimer un même besoin. Vous et votre compagnon avez parfois la sensation de ne pas vous comprendre ? Faites un exercice très simple : prenez le dictionnaire et redécouvrez la définition de ce mot que vous mettez sur votre besoin. Votre objectif : utiliser le terme adéquat et non la description approximative et subjective que vous en avez, de façon à vous comprendre. Cela peut paraître un peu scolaire, mais c'est en réalité très important. Reprendre la définition exacte des mots permet de parler la même langue !

LE BESOIN DE FUSION OU DE CONNEXION

Ce besoin est important à prendre en considération, car les sensations et les craintes de rejet ou d'abandon sont fréquentes chez les personnes hautement sensibles. De plus, la notion d'intimité a souvent un autre sens pour elles. Ainsi, c'est grâce à la puissance de fusion, ou de connexion, qu'elles se sentent en confiance pour se livrer pleinement, tant émotionnellement que sexuellement. Plus la connexion leur semble forte et plus elles se sentent suffisamment proches d'une personne. Reste un défi : trouver le juste équilibre permettant aux deux membres du couple de s'épanouir.

Et ce n'est pas évident ! Il y a quelques années, j'ai rencontré Thibault et son compagnon, Julien. Ensemble depuis plusieurs mois, ils étaient très amoureux, et pourtant leur couple était au bord de l'implosion. Julien interpellait sans cesse Thibault sur son besoin de connexion. Il lui fallait partager chaque instant avec son amoureux, vivre pleinement leur histoire. Thibault, lui, avait l'impression d'étouffer dans une relation qu'il considérait comme trop fusionnelle. Il avait besoin de temps pour lui, mais redoutait de le dire à son compagnon de peur de le blesser. Je leur ai donc proposé de commencer le travail de médiation par l'exercice du dictionnaire. J'ai sorti le Robert et leur ai lu que le mot « fusion », dans le cadre d'une relation, renvoie à l'« union intime résultant de la combinaison ou de l'interpénétration d'êtres ou de choses ». Le terme « connexion », quant à lui, décrit le fait d'être connecté. Connecter, c'est unir des choses ou des personnes en les mettant en relation entre elles.

Grâce à cette mise au point dans leur vocabulaire, Julien et Thibault ont ensuite pu échanger plus clairement sur ce que chacun voulait vraiment, au lieu d'interpréter les paroles de l'autre. Ils ont progressivement pu trouver le juste équilibre dans la connexion, puisque leur communication, elle aussi, était en parfaite fusion. Les mots ont souvent beaucoup d'importance pour les personnes atypiques.

BESOIN DE FUSION, DE CONNEXION, ET DÉPENDANCE AFFECTIVE...

Un autre enjeu important lié à ce besoin de connexion est celui de la dépendance à l'autre. Il n'est pas rare qu'on me pose la question suivante : « En tant qu'hypersensible, suis-je forcément dépendant affectif ? » Évidemment, non ! La dépendance affective n'a rien à voir avec la sensibilité ! Elle est plutôt analysée en psychologie comme un trouble, contrairement à la sensibilité (celle-ci, rappelons-le, n'est pas pathologique).

• La dépendance affective, quésaco ?

La dépendance affective consiste à avoir besoin de l'affection des autres, quitte à négliger sa propre personne. Ainsi, les personnes qui en souffrent ont souvent une faible estime d'elles-mêmes, liée à des carences affectives dans leur enfance, ce qui les pousse à accepter n'importe quelle relation par crainte de l'abandon ou du rejet. Elles ont tendance à s'effacer et à accepter d'être maltraitées pour ne pas être seules, mais aussi à être jalouses ou à ne jamais se sentir pleinement aimées, car la véritable problématique est l'amour de soi. Il est important de suivre une thérapie pour s'en libérer, car être dépendant affectif nuit gravement à la possibilité de créer une relation saine et durable.

• Votre exercice

Pour faire la distinction entre le besoin de connexion, ou de fusion, et la dépendance affective, n'hésitez pas à bien vous questionner sur vos relations.

- Avez-vous peur d'être seul au point de toujours vous mettre en couple avec une personne, quitte à ce qu'elle ne vous corresponde pas ?
- Avez-vous tendance à ne quitter votre partenaire qu'après en avoir trouvé un autre ? Certes, des occasions peuvent se présenter, mais lorsque ce « remplacement » est quasiment ritualisé, il est essentiel de ne pas négliger une éventuelle dépendance affective.

LE BESOIN D'AUTHENTICITÉ

L'authenticité peut être une notion bien difficile à cerner. Dans son ouvrage *Attention cœur fragile*, Saverio Tomasella explique que l'on peut retrouver ce besoin d'authenticité jusqu'au choix des mots et des sujets de conversation. Plus précisément, cela signifie qu'il y a, chez les personnes hypersensibles, une volonté d'être le plus précis, le plus juste et le plus honnête possible, même dans la communication verbale. On vous dit parfois que vous mettez (trop) longtemps à répondre aux autres ? C'est votre besoin d'authenticité qui « parle » : vous allez peut-être hésiter, vous agacer quand vous ne trouvez pas le mot qui reflète le mieux votre pensée et retourner vos phrases mille fois dans votre tête avant, pendant et après une conversation, et cela génère une importante rumination mentale...

Parfois, vous avez peut-être aussi la sensation d'être tout ou rien, que les autres vous considèrent comme trop ceci ou trop cela, voire sans nuances. En réalité, vous avez bien plus de nuances qu'il n'y paraît, et souvent plus que les personnes dans la norme. Si vous semblez aussi manichéen dans vos comportements, c'est là encore que votre besoin d'authenticité vous pousse, une fois votre décision prise, à y aller à fond. Cette tendance au tout ou rien vous apporte beaucoup : grâce à elle, vous avez la sensation d'être honnête vis-à-vis de vous-même, d'être en adéquation avec vos valeurs.

QUELLE EST VOTRE DÉFINITION DE L'AUTHENTICITÉ ?

Pour avancer dans cette réflexion, n'hésitez pas à prendre votre cahier et à noter ce que vous inspirent ces quelques questions :

- À vos yeux, l'authenticité passe-t-elle plutôt par les mots ? par les gestes ? par les actions ? Est-ce un tout ?
- Quand vous sentez-vous authentique ?
- Quand avez-vous la sensation que l'autre ne l'est pas ?
- Quels sont pour vous les artifices qui mettent à mal l'authenticité de votre couple ?

Comment définir l'authenticité dans une relation ? Pour certains, cela va passer par l'honnêteté et par la sincérité, mais ces notions impliquent de nombreux détails dont la priorité varie en fonction de chacun. Une autre piste souvent abordée par les couples hypersensibles que j'accompagne est la vulnérabilité. Selon eux, le sentiment d'être dans une relation authentique passe par la possibilité d'exprimer leur vulnérabilité et de voir celle de l'autre, d'autant plus que c'est cette vulnérabilité qui génère la complicité, la confiance et l'amour entre deux êtres. Être authentique, ce serait donc se voir tel que l'on est, sans artifices.

Un autre point revient souvent dans la réflexion sur le besoin d'authenticité : sa dualité. En effet, les personnes atypiques ont fréquemment l'impression de faire partie d'un monde superficiel où personne n'est vraiment lui-même, où chacun porte un masque social. Par certains aspects, ce masque nous sert bien au quotidien. En effet, il nous protège des regards, qui finissent par être épuisants, des jugements, des comparaisons, des luttes de pouvoir. Pour un hypersensible, ce peut être une question de survie. Reste que ce masque, parfois imposé, est bien lourd, et vous empêche de satisfaire votre besoin d'une relation authentique. Après tout, vous aimez votre partenaire pour ce qu'il est réellement, et non pour ce qu'il veut bien laisser paraître ! C'est là tout un enjeu pour vous épanouir au quotidien, et nous l'aborderons dans les pages à venir (voir p. 102).

COMMENT RETROUVER VOTRE AUTHENTICITÉ ?

N'oubliez jamais que, si le masque social peut vous protéger, il peut aussi vous enfermer. Afin d'éviter cela, n'hésitez pas à vous recentrer sur ce que vous êtes. Une des astuces les plus simples en la matière est de repenser à vos expériences propres, à vos ressentis les concernant, à faire émerger certaines valeurs ou certains traits de votre personnalité et à donner une valeur importante à vos réflexions propres.

LE BESOIN DE LIBERTÉ

Ce besoin se comprend aisément à la lumière de l'introversion naturelle des personnes hypersensibles (voir p. 28). Il pourrait se résumer au besoin d'être seul parfois, d'avoir cette sensation de liberté même à deux. Souvent, il survient lorsque le couple a fondé une famille et que l'organisation, les responsabilités et la charge mentale de chacun ont été bouleversées. C'est finalement peu étonnant : fonder une famille, c'est avoir moins de temps pour le couple et moins de temps pour soi, et cette réalité est parfois difficile.

Bien sûr, chacun d'entre nous, qu'il soit hypersensible ou non, a besoin de se sentir libre, mais lorsqu'on ressent tout (les émotions d'autrui, les attentes de la société, nos propres besoins, etc.) de manière plus intense et plus fréquente, c'est une véritable bouée pour ne pas couler. Ce besoin de se sentir libre est encore plus vif chez les personnes à haut potentiel intellectuel. On pourrait penser de prime abord que c'est incompatible avec le besoin de connexion ou de fusion, mais il n'en est rien. Encore une fois, faites attention aux mots employés et voyez en quoi votre perception de la liberté est partagée par votre partenaire !

COMMENT PERCEVEZ-VOUS LA LIBERTÉ ?

Difficile de mettre des mots sur ce que l'on pense être la liberté. Pour vous aider, voici quelques pistes de réflexion, à mûrir seul et à deux !

- Que mettez-vous derrière le mot liberté ? Pour certaines personnes, la liberté s'incarne dans des moments où elles sont seules dans la nature. Pour d'autres, elle est synonyme de silence (même si le partenaire reste dans la même pièce). Qu'en est-il pour vous ?

- Quelle forme prend-elle dans votre quotidien ?
- Arrivez-vous à vous sentir libre ? Si oui, quand ? Si non, pourquoi ?
- À quel point avez-vous besoin de liberté ? Comment pourriez-vous quantifier ce besoin ? La liberté est-elle possible avec d'autres personnes ou n'arrivez-vous à la ressentir que lorsque vous êtes seul ? Avez-vous une personne de confiance avec qui vous vous sentez vraiment libre d'être vous-même ?

Je me souviens avoir été bouleversée par deux patientes, des femmes qui étaient en attente d'adopter un enfant. Les démarches leur avaient pris beaucoup de temps et d'énergie, et c'est un peu usées et fatiguées qu'elles sont devenues mères. Elles ne s'en sont pas rendu compte, car elles étaient tellement heureuses et reconnaissantes d'avoir un enfant qu'elles ne sont pas permis d'être à l'écoute de leurs émotions. Malheureusement, le petit a eu des problèmes de santé. Ces mamans ont dû adopter ce qu'on pourrait qualifier d'état de survie, mettant toute leur énergie pour faire face à la situation, et ce n'est qu'aux 5 ans de l'enfant que des problématiques de couple les ont poussées à venir me voir. Pendant plusieurs séances, il a été question de reproches et de comptage de points, et donc de disputes. Ayant la sensation qu'il y avait surtout des non-dits et un lourd passif, je les ai encouragées à remonter au début de leur relation. L'une d'elles a expliqué qu'elle ne se sentait plus libre, que c'était trop dur, et elle a quitté la séance. Elle est ensuite partie de leur domicile, laissant sa compagne seule avec leur fils. Évidemment, je ne l'ai pas revue en séance pendant cette période.

Quelques mois plus tard, ces deux femmes m'ont recontactée. Celle qui était partie a expliqué qu'elle s'était sentie prisonnière et qu'elle n'avait pas vu d'autre solution que de prendre de la distance pour retrouver une liberté depuis longtemps perdue. Elle a pu mettre des mots sur ses ressentis, a présenté ses excuses, et c'est à ce moment-là que sa compagne a compris que cela avait été, pour elle, une question de survie. Le plus surprenant dans cette histoire, c'est que la femme qui était partie a fini par se rendre compte que, même lors du mois où elle était loin, elle ne s'était pas sentie plus libre, car le poids de la culpabilité, la pression et la charge mentale avaient été très présents. Nous avons donc pu, enfin, avancer sur ce besoin prioritaire et comprendre petit à petit que la liberté n'était pas de tout quitter, mais d'avoir de vrais moments d'introversion. Par manque de temps et d'envie, cette femme avait depuis des années délaissé les activités qui lui servaient de soupapes, comme la musique. Cette situation, qui n'est pas rare, montre bien que la notion de temporalité est très importante lorsqu'on parle des besoins. Rappelez-vous : la liberté n'est pas la même d'une personne à l'autre, et elle varie selon le stade de votre vie !

LE BESOIN DE SE SENTIR EN SÉCURITÉ, D'ÊTRE EN CONFIANCE

Rares sont les personnes hautement sensibles à n'avoir jamais été jugées sur leur hyperémotivité ou à n'avoir jamais senti leur sensibilité comme gênante. Vous-même l'avez peut-être vécu, à force de remarques comme « Tu en rajoutes », « Tu devrais prendre de la distance », « Tu te prends trop la tête ». Ces situations ont pu générer, chez vous comme chez de nombreuses personnes hypersensibles, un grand besoin de sécurité et de confiance. Au-delà de cette raison, qui revient souvent lors des thérapies, j'observe que ce besoin si fort de sécurité est encore et toujours lié à la manière dont les hypersensibles vivent leurs relations : plus puissantes, plus intenses, plus passionnelles, à la mesure de leurs émotions ! Pour se sentir totalement libres de faire la démonstration de leurs sentiments, elles ont besoin de se sentir en sécurité et en confiance.

PLUS DE SÉCURITÉ DANS LE COUPLE

Pour apporter un peu plus de sécurité dans votre couple, commencez par l'exercice du dictionnaire pour vous assurer que vous mettez bien les mêmes mots sur la notion de sécurité (voir p. 31), puis plongez-vous dans le tableau ci-dessous, le tableau des précisions. Comme son nom l'indique, il vous aidera à préciser vos besoins, et donc à les exprimer, pour trouver avec votre partenaire des solutions. À noter : il est important de ne pas vous bloquer sur une seule solution, mais d'ouvrir le champ des possibles. Pour cela, partez du principe que votre partenaire est de bonne foi et qu'il souhaite vous aider. S'il n'adopte pas votre solution, c'est que quelque chose l'en empêche.

La situation qui vous a posé problème	Le besoin qu'elle cache	La demande	Les solutions
Trouvez ici des exemples concrets de votre vie quotidienne.	**Cherchez au fond de vous à quel(s) besoin(s) renvoie la difficulté ressentie.**	**Tentez de formuler les choses, de les extérioriser pour les exprimer à votre partenaire.**	**Envisagez la mise en pratique pour respecter vos besoins, en ne négligeant pas les compromis.**
Par exemple : « Ce matin, ça m'a fait de la peine de t'entendre dire que je devais m'endurcir un peu. »	Par exemple : « Parce que j'avais besoin de me confier sur une situation stressante pour moi. »	Par exemple : « J'aurais aimé que tu prennes le temps de m'écouter, afin que je me sente en confiance avec toi pour parler. »	Par exemple : « La prochaine fois, serait-ce possible pour toi ? Peut-être que ce n'était pas le bon moment ? Peut-être que la situation te stresse aussi ? »

LE BESOIN D'ÊTRE ÉCOUTÉ ET RASSURÉ

Les mots ont une grande importance pour les personnes hautement sensibles, et plus encore pour les personnes à haut potentiel intellectuel, dont le cerveau décortique absolument tout. Le besoin d'être écouté se caractérise par le fait de pouvoir pleinement s'exprimer, sans se sentir obligé de mettre un voile sur ses ressentis pour éviter d'être jugé, d'avoir un espace de parole où celui qui s'exprime se sent écouté et rassuré. On croit souvent, à tort, que derrière le besoin d'être rassuré il y a un manque de confiance. Si certaines personnes atypiques peuvent manquer de confiance en elles à cause de leur parcours de vie, ce n'est pas toujours le cas, heureusement ! Pour les couples concernés, en revanche, le terme « rassurer » doit impliquer qu'ils pourront être pleinement eux-mêmes quand ils seront écoutés. Finalement, ces besoins sont étroitement liés au besoin d'authenticité et à la communication non violente (voir p. 109), où il est question de ne pas juger l'autre, de ne pas interpréter, mais de laisser chaque personne s'exprimer pour ce qu'il est et avec ses propres besoins.

QU'EST-CE QU'ÉCOUTER ?

On pourrait croire que l'écoute est une action d'une simplicité enfantine, innée, naturelle... En réalité, elle est bien plus complexe qu'on ne le croit ! En attestent les travaux de Colette Portelance, thérapeute et créatrice de l'approche non directive (ANDC), une directive déontologique qui implique que le thérapeute est dans une communication authentique avec la personne qu'il accompagne*. Selon elle, « l'écoute véritable est un don si rare. Écouter, c'est prendre le temps, par une présence attentive et chaleureuse, d'accueillir l'autre et de lui manifester une acceptation totale de ce qu'il est en laissant de côté ses propres préoccupations**. »

Savoir écouter est bien souvent une qualité que possèdent naturellement les personnes hypersensibles. De par leur hyperempathie, leurs

* Le thérapeute se doit de respecter totalement la singularité de la personne qu'il accompagne, dans ses besoins comme dans ses opinions, ses émotions, ses blessures ou même ses croyances. En ce sens, il ne se permettra pas de lui donner des conseils qui pourraient biaiser et dévier son propre chemin de vie.
** Dans sa formation sur l'écoute : https://www.cramformation.com/actualites/le-besoin-d-ecoute

neurones miroirs et leur sens du détail, elles ressentent souvent les émotions de leur interlocuteur sans même qu'il ait besoin de parler, et elles savent lui donner un véritable espace de parole. Il est alors logique qu'elles attendent des autres ce qu'elles-mêmes savent faire. Le problème, c'est que nous avons tous tendance à transférer sur autrui notre propre fonctionnement... et donc à oublier que ce que nous faisons sans difficulté peut être compliqué pour ceux qui nous entourent.

Si vous vous reconnaissez dans ce schéma, prenez le temps de pleinement expliquer à votre partenaire quand et comment vous vous sentez pleinement écouté. Dites-lui par exemple : « J'aime lorsqu'on s'assied tranquillement et que tu n'es pas sur ton téléphone. Là, je me sens vraiment écouté et rassuré. » Vous pouvez également noter dans votre cahier d'exercices les moments où vous vous êtes senti frustré et faire des liens selon les circonstances pour mieux répondre à vos besoins. Par exemple, vous pouvez remarquer que le soir n'est pas le meilleur moment pour échanger, car la fatigue fait que vous vous exprimez de manière plus maladroite. Cela affecte votre capacité d'écoute, et donc votre besoin d'être rassuré. Proposez alors un moment plus propice si vous devez aborder un sujet délicat, à propos duquel vous ressentez un fort besoin d'écoute et de disponibilité émotionnelle. Attention : votre partenaire ne sera pas toujours dans une pleine disponibilité émotionnelle au même moment. C'est ce qui génère toute la complexité de la communication non violente dans sa mise en pratique !

ÊTES-VOUS ÉMOTIONNELLEMENT DISPONIBLE ?

La disponibilité émotionnelle correspond à un état de sérénité dans lequel vous ne vous sentez pas surchargé par une émotion, qu'elle soit désagréable, comme la tristesse ou la colère, ou agréable, comme la joie, qui peut mettre dans un état de surexcitation les personnes sensibles. Quand vous êtes émotionnellement disponible, vous vous sentez posé dans votre corps, calme, apaisé. Vous êtes à 100 % disponible pour écouter, accueillir, comprendre les autres ou les événements de la vie. Dans ces conditions, vous serez moins affecté émotionnellement.

Pour mieux cerner cette idée, imaginez une jauge lumineuse.

- Quand vous êtes émotionnellement disponible, votre jauge est dans le vert.
- Si vous êtes fatigué et frustré de votre journée, votre jauge émotionnelle est dans l'orange. Vous êtes alors peu disponible pour les remarques de votre conjoint.
- Si ce dernier insiste, votre jauge passe dans le rouge. Il n'y a alors aucune disponibilité possible, et la dispute semble inévitable.

Un exemple ? Vous rentrez du travail après être passé chercher les enfants, les devoirs sont à faire ainsi que le repas. Votre conjoint rentre alors. Il est agacé et a besoin de se décharger en vous expliquant ce qui ne va pas. Il est important de lui signaler que ce n'est pas le bon moment. Votre jauge est déjà dans l'orange, vous n'avez pas la disponibilité mentale ou émotionnelle qui vous permettra d'accueillir ses émotions et de pleinement l'écouter. Proposez-lui d'en reparler le soir, quand les enfants seront enfin au lit et que vous aurez un moment pour vous. La jauge sera alors au vert et vous serez plus à même d'être à son écoute.

LE BESOIN D'ÊTRE ACCEPTÉ ET LE BESOIN D'ÊTRE AIMÉ

Voilà un besoin propre à tout être humain, qu'il soit concerné par une atypie ou non. Dès la naissance, l'être humain a besoin qu'on prenne soin de lui, qu'on le reconnaisse comme individu et qu'on l'aime pour ce qu'il est. Chez les personnes hypersensibles, ce besoin est exacerbé. En cause : la suractivité des neurones miroirs et de l'insula, qui agissent intensément dans la perception de l'amour de l'autre, mais aussi du besoin de plaire et de se sentir aimé. Les personnes hypersensibles ont souvent de la peine à se sentir aimées. Comme elles essayent d'aimer tout le monde et qu'elles voient le beau en chacun, elles s'attendent parfois à ce qu'on fasse de même pour elles, mais ce n'est pas toujours le cas.

Zoom sur

LE SYNDROME DU CAMÉLÉON

Le syndrome du caméléon est une adaptation, voire une suradaptation, aux autres, au monde. Dans ce cadre, les personnes atypiques, entre autres, mettent en place un faux self, c'est-à-dire une image idéalisée d'elles-mêmes qu'elles transmettent aux autres, par survie psychique. Si les atypiques sont souvent touchés par ce syndrome, les individus à haut potentiel intellectuel sont souvent maîtres en l'art de se « caméléoniser ». Ils vont en effet mettre à profit leur grande intelligence pour identifier quel rôle endosser pour se cacher, se fondre dans la masse, afin d'être acceptés.

Comme de nombreux hypersensibles, vous ne saisissez peut-être pas pourquoi on ne vous aime pas, au point que cela vous affecte parfois terriblement. Pourtant, vous devez comprendre que votre fonctionnement est atypique ; ce n'est pas qu'on ne vous aime pas, c'est peut-être simplement qu'on ne vous aime pas comme vous aimeriez qu'on le fasse. Pour prendre de la hauteur sur ce sentiment sûrement fort désagréable, veillez à garder à l'esprit que vous n'avez pas besoin de trouver tout le monde aimable, et que cela ne fait pas de vous une mauvaise personne. En intériorisant cette idée, il vous sera plus facile d'accepter que tout le monde ne vous aime pas à son tour.

Si je vous parle en dernier de ces besoins d'être accepté et d'être aimé, ce n'est pas un hasard : lorsqu'ils ne sont pas pleinement satisfaits, c'est bien souvent qu'ils font écho aux besoins précédents ; il faut donc explorer les autres avant. Voilà pourquoi je voudrais clore cette partie des besoins avec un test. Son objectif : vous permettre de mieux cerner vos besoins prioritaires

TEST : QUELS SONT VOS BESOINS PRIORITAIRES ?

Avant de vous lancer dans ce questionnaire, n'hésitez pas à reprendre les quelques pages de ce livre dédiées aux besoins (pp. 31 à 46). Si vous êtes en couple, il peut être très intéressant que chacun de vous tente de répondre aux questions, individuellement pour ne pas vous influencer mutuellement, et ensuite de partager les résultats. À noter : plusieurs réponses sont possibles...

Vous vous êtes toujours dit que le plus important dans la vie de couple, c'est...

1. ... de tout faire ensemble ou, en tout cas, de passer le plus de temps possible ensemble.
2. ... d'être 100 % honnête avec l'autre.
3. ... de pouvoir garder votre indépendance, vos loisirs, vos propres amis, etc.
4. ... de pouvoir vous faire confiance avant tout.
5. ... d'avoir une bonne communication.
6. ... d'aimer l'autre pour ce qu'il est.

Selon vous, pourquoi vos relations précédentes n'ont-elles pas fonctionné ?

1. Vous n'aviez rien en commun.
2. Vous n'arriviez pas à être vous-même en présence de votre partenaire.
3. Vous vous sentiez prisonnier de cette relation.

4. Elles étaient affectées par trop de jalousie.
5. Elles étaient mises à mal par des disputes trop fréquentes.
6. Il n'y avait pas assez d'amour, tout simplement !

Selon vous, quelle devise vous décrit le mieux ?

1. Jusqu'au-boutiste !
2. La transparence avant tout !
3. Freedoooooom !
4. J'ai confiance en la vie !
5. Si j'ai deux oreilles et une bouche, c'est pour écouter deux fois plus que je ne parle.
6. La sagesse d'aimer malgré les différences.

Si votre partenaire idéal devait être une partie du corps, ce serait...

1. ... les bras, pour enlacer.
2. ... les yeux, pour refléter son âme.
3. ... les jambes, pour partir à l'aventure.
4. ... les mains, pour les tendre en cas de besoin.
5. ... la bouche, pour me dire des mots doux.
6. ... le cœur, pour aimer.

Ce que vous préférez chez votre partenaire...

1. Quand il vous propose des activités à faire en amoureux.
2. Quand il est assez confiant pour se dévoiler entièrement à vous, même avec ses parties les plus sombres.
3. Qu'il ne vous demande jamais de rendre des comptes sur ce que vous faites et avec qui.
4. Sa quiétude et sa confiance en la vie, ça vous rassure !
5. Qu'il prenne le temps de vous écouter, qu'importe le moment ou l'endroit.
6. Vous ne savez pas : c'est un tout, tout simplement.

Faites les comptes !

1	2	3	4	5	6

Vous avez plus de réponses 1 : votre besoin de fusion/connexion est prioritaire (voir p. 31).

Vous avez plus de réponses 2 : le besoin d'authenticité prime chez vous (voir p. 33).

Vous avez plus de réponses 3 : votre besoin de liberté est le plus important à satisfaire (voir p. 36).

Vous avez plus de réponses 4 : votre besoin de sécurité/confiance est votre priorité (voir p. 38).

Vous avez plus de réponses 5 : votre besoin d'être écouté/rassuré vient en premier (voir p. 40).

Vous avez plus de réponses 6 : votre besoin d'être accepté et aimé prime sur tous les autres (voir p. 43).

Et si vous aviez d'autres atypies ?

Le terme « atypie » est ici employé pour parler des personnes dont le cerveau fonctionne différemment de la norme, personnes parmi lesquelles on trouve les hypersensibles. Il n'est pas rare qu'une personne hautement sensible ait d'autres atypies, même si ce n'est pas toujours le cas. Là encore, il est essentiel de comprendre ces singularités, car elles vont colorer votre sensibilité. Votre objectif : cerner au mieux vos atypies et celles de votre partenaire.

QUAND PARLE-T-ON D'ATYPIE ?

Si on parle communément des personnes atypiques, il faudrait en réalité parler de neuroatypiques. En effet, ce terme a été originellement employé par la communauté scientifique pour mettre en avant les différences de fonctionnement du cerveau entre personnes autistes (les neuroatypiques) et population générale (les neurotypiques). Avec l'avancée des neurosciences, on sait désormais que le cerveau fonctionne différemment chez de nombreuses personnes non autistes, mais qui présentent d'autres caractéristiques. Il y a donc mille et une façons d'être neuroatypique !

QUI SONT LES NEUROATYPIQUES ?

De l'autisme au TDAH en passant par l'hyperactivité, ce que nous considérons souvent comme des troubles sont aussi des atypies, des manières différentes d'être au monde. Tour d'horizon...

L'AUTISME

Le trouble du spectre de l'autisme (TSA) est un trouble neurodéveloppemental qui touche principalement la communication dans la sphère sociale (la verbalisation des émotions peut être difficile, ce qui a un impact sur les interactions avec les autres). Il se caractérise souvent par la présence d'intérêts restreints et stéréotypés. Ce spectre est très large et décrit tout aussi bien une personne qui a des difficultés sociales et de communication avec une autonomie moindre qu'une personne dont les caractéristiques autistiques sont à peine visibles.

Et dans le couple ?

La qualité de vie avec une personne ayant un TSA dépend donc de ses caractéristiques autistiques. Cela peut être très difficile, comme ça peut passer quasiment inaperçu (notamment chez les femmes

Asperger). Dans les cas les plus douloureux, il est complexe d'entrer en connexion avec l'autre (un peu comme s'il vivait dans une autre galaxie), et les hyperesthésies peuvent prendre beaucoup d'ampleur. Une personne autiste peut ainsi se renfermer pendant des jours pour se ressourcer après une activité qui lui a demandé beaucoup d'énergie. Il est difficile de donner des exemples concrets tant cette atypie diffère selon les personnes, selon son degré, mais aussi selon qu'elle s'additionne ou non à d'autres particularités. Inutile donc de se focaliser sur le terme « autisme », l'essentiel est de comprendre les besoins propres à chaque individu.

Vous comprenez cependant mieux pourquoi les couples dont l'un des membres (ou les deux) présente certaines atypies vont aimer et faire couple différemment : leur rapport au monde et à l'autre est tout simplement différent !

LA DOUANCE

Surdoué, zèbre, haut quotient intellectuel (HQI), philocognitif, précoce... tous ces termes décrivent la même singularité : un haut potentiel intellectuel (HPI). Qu'une personne soit HPI ne signifie pas qu'elle est plus intelligente, mais que son fonctionnement intellectuel est différent : il se caractérise notamment par une grande rapidité et par une pensée en arborescence plus large. Cette particularité serait due à un taux élevé de myéline dans le cerveau, qui favoriserait la connectivité des neurones. De façon plus pragmatique, on considère qu'il y a douance quand la personne concernée a un quotient intellectuel supérieur à 130 au WISC (le test pour les enfants) ou au WAIS (le test pour les adultes), même si ces évaluations tendent à être remises en question par la communauté scientifique. Aujourd'hui, on considère que de 2 à 5 % de la population est HPI.

Et dans le couple ?

Là encore, il est important de prendre en considération le haut potentiel intellectuel dans le couple, notamment quand seul l'un des membres est surdoué, car cette atypie peut générer de nombreuses incompréhensions, surtout au niveau du langage.

“

LE TÉMOIGNAGE
de Clémence

Parfois, on se dispute sur de simples mots. Il me trouvait trop prise de tête à le reprendre sur telle ou telle chose qu'il avait pu dire, parfois des semaines ou des mois auparavant. Mais pour moi, ça avait une importance capitale, et c'est vrai que je ne pouvais pas lâcher. Je m'en voulais, mais c'était juste incompréhensible pour moi qu'on puisse dire quelque chose qu'on ne pense pas ou qu'on ne fasse pas. Je choisis mes mots avec beaucoup de soin et je ne me rendais pas compte que c'était un trait particulier à ma douance, et qu'il ne fonctionnait pas de la même manière. Le comprendre m'a rassurée et m'a permis d'être plus tolérante avec mon conjoint.

”

Dans ma pratique, j'insiste fortement sur ce point. C'est un peu comme dire aux personnes HPI : « N'oublie pas que, lorsque tu parles anglais, ce n'est pas la langue maternelle de ton partenaire, il ne la comprend pas de la même manière. » Les personnes surdouées exigent d'elles-mêmes l'atteinte du but qu'elles se sont fixé avec le résultat qu'elles ont désiré (à ne pas confondre avec le perfectionnisme, qui pousse à penser que ce n'est jamais suffisant), mais il arrive que, sans qu'elles en soient conscientes, elles aient cette même exigence pour les autres.

Cela peut avoir des conséquences dramatiques, bien sûr pour ceux qui ne partagent pas ce don et qui peuvent se sentir écrasés, voire perdre confiance en eux, mais aussi pour la personne surdouée elle-même, qui souffre d'être perçue comme froide, hautaine ou arrogante. Bien sûr, il n'en est rien, ce n'est en général qu'une interprétation liée à l'incompréhension du système de pensée de l'autre. Là encore, comprendre comment se colore son atypie est primordial pour développer la confiance dans le couple.

LES TROUBLES DYS

L'appellation « troubles dys » tend à disparaître au profit de « troubles du développement du langage » ou « troubles durables des apprentissages ». Les troubles cognitifs spécifiques qui induisent des difficultés d'apprentissage concernent de 5 à 7 % de la population. Ils comprennent le trouble spécifique des apprentissages avec déficit en lecture (la dyslexie), le trouble spécifique des apprentissages avec déficit de l'expression écrite (la dysorthographie) et le trouble spécifique des apprentissages avec déficit du calcul (la dyscalculie).

Ils sont souvent associés à des troubles du langage oral (dysphasie) ou du développement de la coordination (dyspraxie) – qui inclut certaines formes de dysgraphie (trouble de l'écriture) – et au trouble du déficit de l'attention avec ou sans hyperactivité (TDAH ou TDA).

Dans l'imaginaire populaire, les troubles dys sont perçus comme un handicap qui se cantonne aux simples apprentissages de l'écriture et de la lecture ; on en oublie qu'ils sont dus (là encore) à un fonctionnement différent du cerveau, or « différent » ne signifie ni mieux ni moins bien. En réalité, on a juste créé une norme en matière d'apprentissage, et tout ce qui diffère de cette norme paraît anormal. Saviez-vous que beaucoup de surdoués ont des troubles dys ? Il n'est d'ailleurs pas rare que cette particularité vienne aussi avec la synesthésie*.

Et dans le couple ?

L'impact des troubles dys sur la vie de couple est inévitable ! Dans le cadre d'une conversation, par exemple, la personne concernée peut avoir plus de difficultés à verbaliser sa pensée, et c'est normal car cette dernière n'est pas facilement et rapidement traduisible. Les individus ayant un trouble dys ont donc souvent besoin de plus de temps pour analyser les choses et pour pouvoir les restituer de manière limpide à leur partenaire. Et c'est encore plus compliqué pour

* La synesthésie est associée à un trouble de la perception des sensations. En d'autres termes, les personnes peuvent associer deux ou plusieurs de leurs sens à partir d'un seul stimulus. Par exemple, chaque lettre possède une couleur, chaque chiffre correspond à une note de musique, etc.

eux quand les émotions s'en mêlent, car ces atypiques ont tendance à se sentir oppressés pour répondre. Résultat : blocages et tensions apparaissent.

“

LE TÉMOIGNAGE
de Charles

C'était facile pour elle de manier les mots, d'exprimer ses sentiments. Moi, je me sentais bien bête quand elle me posait la simple question : « Et toi, tu en penses quoi ? » C'est même devenu une source de stress. Je n'arrivais plus à supporter cette question, mais je ne savais pas pourquoi. C'est lors d'un rendez-vous avec une orthophoniste pour mon fils, dyslexique, que je me suis reconnu. Elle disait qu'il lui fallait plus de temps pour faire le tri dans toutes ses pensées et passer du stade de la réflexion à la parole. En grandissant, je ne m'étais jamais rendu compte que, moi aussi, j'aimais avoir ce temps. Après un petit bilan avec une neuropsy, j'ai compris que je ressemblais beaucoup à mon fils, beaucoup trop peut-être, mais aussi quel soulagement !

”

LES TROUBLES D'ATTENTION AVEC OU SANS HYPERACTIVITÉ (TDAH OU TDA)

Les troubles de l'attention concernent aussi bien les enfants que les adultes (oui, un enfant TDAH sera un adulte TDAH !). Associés ou non à un trouble dys, ces troubles du neurodéveloppement se caractérisent par un ensemble de symptômes liés au déficit de l'attention et à l'hyperactivité. Cette dernière ne constitue pas le fondement du diagnostic et n'est d'ailleurs pas automatique : on peut avoir un trouble de l'attention sans hyperactivité (TDA) ou une hyperactivité sans troubles attentionnels. On associe aussi communément au TDAH une tendance à l'impulsivité, mais pas toujours. En revanche, il peut entraîner un handicap résultant d'un niveau élevé d'inattention et de comportements impulsifs, qui aura forcément un impact sur le quotidien (réaction émotionnelle vive, oublis fréquents, déconcentration), que l'on soit adulte ou enfant.

Et dans le couple ?

Les personnes concernées par le TDAH ont souvent tendance à être plus distraites, à donner l'impression de ne pas écouter ou de ne pas se soucier de ce que l'autre leur raconte, voire d'être totalement désorganisées, des petites choses qui, cumulées, peuvent vraiment créer des tensions.

“

LE TÉMOIGNAGE
d'Azylïs

J'avais la sensation qu'il ne m'écoutait jamais : il faisait plein de choses à la fois, mais il n'était jamais concentré sur une seule. Même dans notre intimité, c'était désagréable d'avoir cette sensation de faire l'amour avec une personne qui était ailleurs. On a fini par aller voir un sexologue, car je ne me sentais pas désirée, pas écoutée ! Et puis, quand je lui demandais quelque chose pour la maison, deux fois sur trois ce n'était pas fait, et j'avais parfois la sensation qu'il se moquait bien de moi. En réalité, c'était lié à son TDAH. J'ai toujours su qu'il avait ce trouble, mais je crois que ni lui ni moi n'avions compris l'impact qu'il pouvait avoir au quotidien…

”

TYPIQUES, ATYPIQUES : A-T-ON VRAIMENT BESOIN DE CASES OU D'ÉTIQUETTES ?

Par opposition, toutes les personnes qui ne sont pas atypiques sont neurotypiques ! Ce terme n'est donc pas une insulte ou une étiquette, mais simplement le qualificatif d'un mode de fonctionnement cérébral ! Ainsi, les neurotypiques ont un fonctionnement qui correspond à une certaine norme, ou du moins un fonctionnement similaire à la majorité des personnes. Il n'y a pas de meilleure case...

Loin de moi la volonté de catégoriser, d'opposer, de mettre les gens dans des boîtes, mais force est de constater qu'il est important d'accepter cette distinction entre atypiques et typiques, dans votre vie de tous les jours comme dans votre vie de couple, car la nier reviendrait à nier vos différences. Cette distinction est d'autant plus utile qu'elle est loin d'être anecdotique, puisque plus de 30 % d'entre nous sont neuroatypiques (toutes atypies confondues, donc).

Ce chiffre élevé surprend, mais il peut s'expliquer par la méconnaissance que nous avons des neuroatypies. Pourquoi ? Déjà parce qu'il y a un biais important à prendre en considération : seules les personnes en difficulté vont tenter de trouver des réponses. Nombreux sont ceux qui ne savent pas qu'ils sont atypiques, car ils n'ont nullement le besoin de le savoir ! De plus, il ne faut pas négliger le très puissant effet de normalisation de la société, qui tend à nier les singularités en s'appuyant sur l'idée que tout le monde est différent ! Vous l'avez probablement déjà entendu, ou même dit ! Bien sûr que tout le monde est différent, mais cela ne nous empêche pas de nommer certaines différences, comme l'âge, la couleur des cheveux, celle de la peau, etc. Expliquer les neuroatypies, c'est donc juste prendre en considération les singularités de chaque individu afin de le soulager, de mettre enfin des mots sur ses maux !

C'est la raison pour laquelle il est important de cerner vos atypies, voire de les révéler. À cette fin, veillez à consulter un professionnel spécialisé dans ce domaine et à passer les tests officiels si vous en ressentez le besoin. Si ce n'est pas le cas, vous pouvez toujours consulter des livres ou échanger avec d'autres neuroatypiques afin de ne plus vous sentir seul ou incompris. Là encore, il n'y a pas de meilleure manière de faire ou de réagir. Nous sommes tous différents, et il est primordial de répondre à ce qui vous semble essentiel !

Ce qu'il faut retenir !

- Il existe différentes neuroatypies : hypersensibilité, douance, TDAH, troubles dys, trouble du spectre autistique, etc. Il y en a même peut-être que nous ignorons encore. Aucune atypie n'est meilleure qu'une autre, et deux personnes ayant la même vont être totalement différentes l'une de l'autre. La plus commune reste pour l'heure l'hypersensibilité, qui touche entre 20 et 30 % de la population générale selon les études.
- L'hypersensibilité se caractérise à la fois par une hyperémotivité, par des hyperesthésies et par des besoins particuliers (réassurance, etc.). C'est une neuroatypie, car les personnes ayant cette particularité ont un fonctionnement cognitif différent de la norme.
- On remarque que certains besoins dans le couple sont particulièrement forts et présents pour les personnes hautement sensibles, tels les besoins de fusion, de connexion, d'authenticité, de liberté, de confiance, de sécurité, d'être écouté, rassuré, accepté, aimé.

Chapitre 2

Les fondations du couple

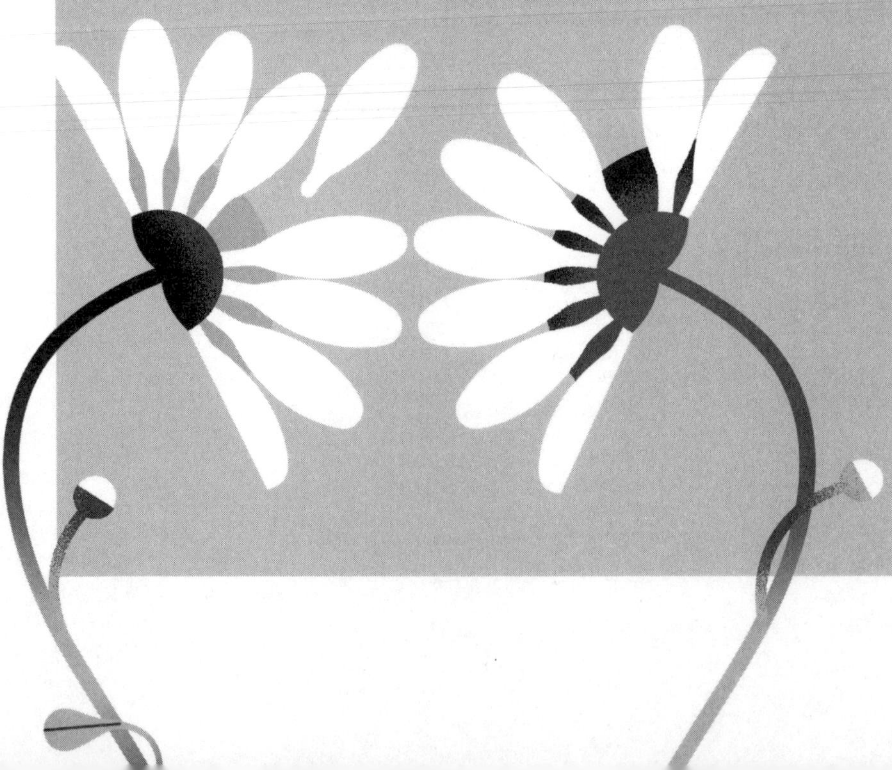

« Les hypersensibles ont parfois besoin de temps pour se décider et agir ! »

Elaine Aron, *Hypersensible, mieux se comprendre pour s'accepter*

On imagine rarement à quel point l'hypersensibilité peut tout changer en amour. Et pourtant, chaque étape de la vie à deux est différente. La rencontre est colorée par les particularités de l'atypie (l'hyperémotivité, les hyperesthésies), et les premiers pas dans la vie de couple se font au rythme de questionnements souvent plus intenses que ceux des autres… Il suffit de prendre conscience de ce qui se joue lors de la rencontre, de commencer la relation en ayant des attentes et des valeurs en phase avec qui vous êtes vraiment et de vous lancer dans la vie ensemble, en déconstruisant certaines croyances qui vous empêchent peut-être d'être vous-même ! Tout un programme !

Le couple hypersensible : de l'attirance à la rencontre et aux premiers émois

Nous avons parfois l'impression que le couple doit être un tout, une entité en lui-même. En réalité, un couple se construit par étapes, avec le temps et au fil des ajustements que chacun fait pour s'adapter à l'autre. La psychothérapeute spécialiste du couple Annie de Butler énonce même l'hypothèse que le couple serait un organisateur psychique, c'est-à-dire qu'il offrirait à chaque personne un nouvel ordre psychique dans lequel son narcissisme serait remanié[1]. En d'autres termes, notre construction et la vision que nous avons du monde évoluent au fil de nos expériences en couple. Vous en avez peut-être inconsciemment fait l'expérience : au début d'une relation avec un nouveau partenaire, vous avez peut-être pris plus confiance en vous (ou, malheureusement, perdu confiance), ce qui a fait évoluer votre comportement, vos relations aux autres... Dans le même ordre d'idées, vous avez dû constater cette influence si vous êtes père ou mère. En présence des enfants, les deux relations (de parents et d'amoureux) déteignent l'une sur l'autre et ont des incidences, positives ou non, sur la vie familiale. Que vous soyez hypersensible, neuroatypique ou totalement dans la norme, votre couple n'est pas seulement une histoire d'alchimie, de séduction, de coup de foudre... loin de là. En réalité, nous ne choisissons jamais notre partenaire au hasard !

L'ATTIRANCE, UN HASARD ? PAS VRAIMENT !

En effet, nous nous construisons tous en fonction de notre éducation, de notre culture, des rencontres et des expériences qui jalonnent notre vie. Notre histoire familiale, et donc la psychogénéalogie, influence elle aussi la personne que nous devenons, ainsi que notre quête d'amour. Pour reprendre les mots de la psychologue Michèle Bromet-Camou : « Souvent, les maux dont nous souffrons ne nous appartiennent pas. Ils sont l'héritage inconscient d'une histoire familiale dont nous endossons le poids*. »

* Michèle Bromet-Camou, *Guérir de sa famille par la psychogénéalogie*, mai 2018.

“

LE TÉMOIGNAGE
de Constance

Il avait la même sensibilité que moi, c'était une évidence. En un regard, j'ai eu l'impression qu'on s'était compris. On était tous les deux timides, plutôt casaniers, un peu à part dans notre groupe d'amis. Le jour de notre rencontre, on n'a pas osé aller l'un vers l'autre, mais on n'en avait finalement pas besoin. On s'est regardés, on s'est souri, et tout était si simple. On vient tous les deux d'une famille où l'expression n'avait pas sa place, où montrer ses émotions était impudique. Tous les deux hypersensibles… On a surmonté cela, on a fait de notre sensibilité une force pour l'un et pour l'autre, pour sortir ensemble de ce qui avait été si douloureux pour nous. On s'est attirés, on a tout de suite su et on ne s'est plus jamais quittés.

”

DES CHOIX GUIDÉS PAR LE PASSÉ

Ainsi, si vous avez eu un ou des parents bienveillants, à l'écoute de vos besoins, vous aurez tendance à rechercher ces qualités chez la personne qui va partager votre vie. Après tout, ils vous ont sûrement permis de vous épanouir quand vous étiez enfant ! À l'inverse, le choix de votre partenaire est aussi inconsciemment guidé par les caractéristiques négatives auxquelles vous avez été confronté par le passé. Si vous avez été élevé par un parent mélancolique, voire dépressif, vous chercherez peut-être inconsciemment un partenaire de vie qui présente des caractéristiques proches de la dépression (angoisse, stress, fuite de ses émotions...). Aussi surprenant que cela puisse vous paraître, vous pourriez ainsi satisfaire votre besoin de réparation en « sauvant » votre partenaire, ce que vous n'avez pas pu faire avec votre parent. Comment l'auriez-vous pu, d'ailleurs ? Vous n'étiez qu'un enfant ! À l'inverse, vous prendrez peut-être le contre-pied de ce que vous avez vécu, et éviterez à tout prix les personnes présentant ces caractéristiques, là encore sans même vous en rendre compte. Et votre partenaire dans tout ça ? Face à ses difficultés, il sera dans la même démarche et pourra inconsciemment être tenté de choisir cette personne ayant eu un parent dépressif. Au final, vous vous attirerez tels des aimants, comme si vous cherchiez à vous compléter.

VOTRE ATTIRANCE PEUT-ELLE ABOUTIR À UNE RELATION ÉPANOUISSANTE ?

Alors, comment savoir si la personne qui vous attire est la bonne pour vous ? Vous vous êtes déjà probablement posé cette question mille fois, et c'est normal : non seulement tout le monde est confronté à cette réflexion, mais votre atypie vous pousse à tout (sur)analyser. La question reste donc sans réponse, d'autant plus qu'il vous faudrait dépasser vos traumatismes ou votre construction psychique pour y voir clair, or cette démarche demande du temps et beaucoup de travail sur vous. En revanche, pour savoir si vous êtes ou non sur la voie d'une relation saine et épanouissante, vous pouvez vous fier à votre ressenti, et vous poser quelques questions.

- **Lorsque vous êtes avec cette personne, que dit votre corps ?**
  Cette question peut sembler difficile de prime abord. Il est vrai que les personnes atypiques essaient parfois de se déconnecter de leur corps tant elles sont surstimulées par leur environnement (voir p. 28). Tentez ici d'adopter le réflexe inverse pour faire de vos hyperesthésies et de vos sensations corporelles un baromètre de votre bien-être. Vous sentez-vous tendu ou relaxé avec cette personne ? Ressentez-vous des fourmillements ? Votre respiration est-elle calme, sereine ? Finalement, est-ce que vous vous sentez bien ?

- **Après avoir passé du temps avec cette personne, vous sentez-vous plutôt vidé ou ressourcé ? plein d'énergie ou de doutes ?**
  Une relation dans laquelle vous ne vous épanouissez pas, a fortiori si elle est toxique, va vous prendre beaucoup d'énergie. Pour

affiner votre réflexion, imaginez une jauge (comme vous l'avez fait pour votre disponibilité émotionnelle, p. 42) qui mesure votre énergie. Comment est-elle avant la rencontre avec cette personne ? et après ? Si elle est à un niveau beaucoup plus bas qu'avant ou si vous êtes épuisé à la fin de la journée alors que vous avez à peine commencé à côtoyer cette personne, il est important de vous en rendre compte. Attention toutefois aux conclusions hâtives : bien que ce soit un deuxième indice, la jauge peut se vider, même dans le cadre d'une relation épanouissante, car les relations sociales, quelles qu'elles soient, sont très énergivores pour nombre d'atypiques.

- **Sentez-vous que vous n'arrivez pas à être vous-même avec cette personne ? Avez-vous la sensation de jouer un rôle ? de devoir plaire ? de devoir vous justifier ? d'expliquer sans cesse vos choix ?**

Une réponse positive à ces questions, associée à des signes négatifs aux deux points précédents, peut vous mettre la puce à l'oreille. Dans le cadre d'une rencontre saine et épanouissante, nous nous sentons écoutés et légitimes pour qui nous sommes, même si la relation en est à ses balbutiements. En revanche, nous n'avons pas à ressentir la pression de séduire ou la peur de décevoir.

LA RENCONTRE : UNE HISTOIRE DE SENSIBILITÉ... ET DE SENS !

Éducation, culture, psychogénéalogie... les fondations du couple sont multifactorielles, et c'est tant mieux ! En tant que couple atypique, en revanche, il y a une caractéristique qui participe à la « mise en place » de votre relation et qui n'est pas négligeable : votre sensibilité !

QUAND LA (HAUTE) SENSIBILITÉ CHANGE TOUT À LA RENCONTRE

ÊTES-VOUS À L'AISE AVEC VOTRE SENSIBILITÉ ?

La réponse à cette question peut vous sembler évidente, mais ce n'est pas le cas pour nombre de personnes hypersensibles, et pour cause : les atypiques ont tendance à naviguer entre ce qu'ils ressentent (de manière exacerbée) et la manière dont ils se sont construits (parfois dans la honte ou le déni de la sensibilité). Pour faire le point sur la manière dont vous vivez votre sensibilité, n'hésitez pas à reprendre votre cahier de réflexions et à noter ce qui vous passe par la tête à la lecture de ces quelques questions...

- Vous sentez-vous facilement attaqué lorsqu'on parle de votre sensibilité ? Qu'est-ce qui vous gêne quand on aborde le sujet avec vous ?
- Avez-vous des difficultés à admettre votre sensibilité ? Que représente-t-elle à vos yeux ?
- Vous arrive-t-il d'être mal à l'aise pour exprimer une gêne ou une émotion ? Que ressentez-vous plus particulièrement dans ces moments ?
- Diriez-vous que vous êtes heureux de vous savoir sensible ? Avez-vous la sensation que l'hypersensibilité est un atout ? Si oui, pourquoi ?
- Avez-vous des facilités à parler de ce sujet ?
- Êtes-vous attiré par les personnes qui partagent cet intérêt ? Est-il aisé pour vous de nouer des relations avec d'autres personnes sensibles ?

Plus particulièrement, c'est le degré de sensibilité, la conscience et l'acceptation que vous en avez qui vont jouer sur le choix de votre partenaire. Là encore, il s'agit plus d'une logique inconsciente.

- **Si vous êtes à l'aise avec votre grande sensibilité,** vous chercherez une personne qui l'acceptera et vous aimera ainsi. Mais attention, cela ne veut pas dire que les personnes hautement sensibles sont plus heureuses entre elles. En effet, ce n'est pas parce que vous êtes deux hypersensibles que vous vous ressemblez, que vous avez les mêmes valeurs et la même vision du couple. Lors de mes séances, je vois souvent des cœurs sensibles meurtris par des relations passées se noyer dans cet espoir : « Il est sensible comme moi, alors cette fois-ci ça va marcher ! » Rien ne le garantit ! C'est merveilleux d'accepter votre sensibilité, mais ne cherchez pas à tout prix un partenaire ayant la même que vous !
- **Si vous êtes mal à l'aise avec votre sensibilité,** vous allez inconsciemment chercher plutôt un partenaire qui n'a pas cette particularité. Et la tendance sera la même si vous êtes dans le déni de votre sensibilité, si vous vous percevez comme une personne fragile, trop vulnérable. Dans les deux cas, vous vous direz peut-être : « Heureusement qu'on n'est pas tous les deux comme moi ! » Ce type de pensée peut vous paraître anodin, mais il est un signe à surveiller. Si vous dénigrez votre sensibilité et mettez en avant celle de l'autre (qui semble en avoir moins), le déséquilibre s'installe toujours dans le couple. En effet, en pensant cela, vous partez du postulat qu'une personne (vous) est trop sensible et que cette sensibilité est un problème ! **Or, non, la sensibilité n'est pas une fragilité !** Il est essentiel de tordre le cou à cette idée reçue. Soyez-en convaincu, car, si vous pensez le contraire, la tentation sera forte pour votre partenaire d'en faire autant, et donc de vous le reprocher à un moment ou à un autre.

“

LE TÉMOIGNAGE
de Clarisse

Chaque soir, mon mari me reprochait mes états d'âme. Il se moquait de moi quand je pleurais au cinéma et me rappelait sans cesse que je n'arrivais pas à retenir mes larmes devant le journal télévisé, et donc que j'étais fragile. J'ai commencé à le croire… Et puis, notre fille a eu un cancer. Il s'est effondré et j'ai tenu la famille à bout de bras pendant trois ans. Il est tombé en dépression, il n'a plus travaillé. J'ai encore tout géré. Aujourd'hui, nous avons de la chance, notre fille va mieux, la situation s'est améliorée. Mon compagnon a entamé une thérapie et, quand son psy lui a suggéré que c'était peut-être lui l'hypersensible du couple, ça l'a bouleversé. Il ne le soupçonnait pas, et moi non plus. Sauf que j'avais vécu et évolué avec ma sensibilité jusque-là, elle ne m'a donc pas affectée au moment où j'ai eu besoin d'être forte.

”

Partager sa vie avec une personne qui accepte mal sa sensibilité peut donc fragiliser l'équilibre du couple. Il est intéressant de constater, comme on le voit dans le témoignage de Clarisse, que le partenaire qui paraît le moins sensible des deux l'est en fait souvent plus, et que lui aussi n'a pas choisi son partenaire au hasard. Si vous avez déjà été dans ce cas au cours d'une ou de plusieurs de vos relations, il vous est peut-être arrivé de vous demander ce que recherche l'autre dans votre sensibilité, plus visible. Après tout, une sensibilité assumée, affichée, n'attire pas tout le monde ; elle peut même en repousser plus d'un ! Ainsi, il y a des personnes qui sont tellement dans le déni de leur propre sensibilité qu'être avec des hypersensibles est d'une grande violence pour elles. Imaginez que vous reniiez vos origines, votre culture, votre histoire, et que vous vous retrouviez avec une communauté entière vivant harmonieusement ces mêmes origines, cette même culture et cette même histoire. Il y a fort à parier que vous trouveriez cela très douloureux et que vous seriez prêt à fuir à tout prix ! Il en va de même avec la sensibilité : nous possédons tous ce don, mais nous ne sommes pas tous à l'aise pour le vivre pleinement. Choisir un partenaire hautement sensible permet alors de sortir un peu cette part de soi qui est cachée depuis si longtemps. Gardez en tête que l'inconscient nous veut toujours du bien, nous mène là où nous allons grandir le plus, évoluer, avancer. C'est finalement un choix d'une grande sagesse que l'inconscient fait pour nous aider à vivre pleinement, avec toute sa sensibilité.

QUEL IMPACT LES HYPERESTHÉSIES ONT-ELLES SUR LA RENCONTRE ?

Si la sensibilité influence le choix du partenaire et les premiers pas du couple, d'autres facteurs propres aux hypersensibles vont entrer en ligne de compte dans cette relation naissante : les hyperesthésies. L'exacerbation des sens, qui est parfois difficile à vivre au quotidien (voir p. 27), peut en effet générer des effets ambivalents. Plus particulièrement...

- En cas **d'hyperesthésie olfactive,** l'odeur d'une personne peut charmer (ou rebuter) un grand sensible, et c'est sans parler de l'odeur de son logement ou de celle de ses affaires, qui peuvent elles aussi influencer le désir que nous avons pour lui lorsque notre odorat est très développé.
- **L'hyperesthésie gustative** n'est pas toujours qu'une histoire de goût. Elle peut impliquer que nous nous concentrions sur la manière d'embrasser, la douceur des lèvres ou de la peau, etc. Évidemment, ce type de ressenti peut générer soit l'envie, soit du dégoût dans les relations intimes.
- L'apparence physique joue toujours un rôle, plus ou moins grand, dans l'attirance sexuelle, et donc dans l'envie de faire couple avec une personne, que nous soyons atypiques ou non ! Il faut cependant savoir que les personnes hypersensibles sont très attentives aux détails, notamment en cas **d'hyperesthésie visuelle.**

La manière de s'habiller, l'harmonie ou non des couleurs, la présence de taches ou de poils d'animaux sur les vêtements peuvent alors jouer sur l'attrait que l'on ressent pour l'autre. Cela peut paraître très superficiel, et pourtant beaucoup de personnes hautement sensibles disent être très attentives à ce qui, selon elles, est « beau ».

- Les hypersensibles ayant une **hyperesthésie auditive** ont une ouïe singulièrement fine, au point de pouvoir être touchés par un son, une intonation... Le simple timbre d'une voix peut les séduire totalement ou les repousser.
- **L'hyperesthésie kinesthésique** fait que le toucher est primordial dans les relations intimes, mais, avant même cela, lors de la rencontre. Ainsi, bon nombre d'hypersensibles disent être touchés par ce qu'ils ont ressenti alors. Par exemple : « Quand je l'ai vu pour la première fois, j'ai eu des frissons, des papillons dans le ventre », « ... je me suis presque évanouie », « ... j'en ai eu le souffle coupé », etc. Cela peut sembler étrange pour ceux d'entre nous qui sont peu attentifs aux signaux que leur corps leur envoie. Les personnes hypersensibles, elles, ont plus facilement conscience de leurs sensations !

“

LE TÉMOIGNAGE

de Sylvie

Il sentait bon. Cela paraît simple, dit comme ça, mais son odeur est la première chose qui m'a attirée chez lui. Lorsque j'étais à côté de lui, je me sentais bien. C'était une odeur rassurante, mais aussi terriblement excitante. Ce n'était pas une eau de toilette ou un déodorant, c'était juste l'odeur de sa peau, de son être... Vingt ans après, il a la même odeur et il m'attire toujours autant.

”

“

LE TÉMOIGNAGE
d'Émilie

En raison de ma grande sensibilité, le contact physique m'est parfois très difficile. S'il pose sa main sur moi alors que je ne m'attends pas à ce contact, je ressens comme une brûlure, puis une rémanence de cette sensation à cet endroit durant les 20 à 30 secondes qui suivent. C'est difficile pour lui, car alors il se sent rejeté. J'ai aussi ce type de réaction pour les bruits, les odeurs, les variations de température. Le cinéma, par exemple, est très dur pour moi : j'ai mal aux oreilles et à la tête dès le début à cause du volume sonore. Résultat : mon compagnon se sent frustré de ne pas pouvoir faire des choses ordinaires avec moi…

”

Ce que je retiens de tout cela ? On parle souvent de la magie de la rencontre, qui est évidemment un moment essentiel dans la vie d'un couple, mais mon expérience me montre plutôt que l'attirance n'est pas due au hasard... En revanche, même s'il est toujours intéressant de comprendre pourquoi nous sommes attirés par le même genre de personne (surtout si les relations précédentes ne se sont pas bien déroulées), l'essentiel est ce qui se passe après les premiers émois, la raison pour laquelle le couple parvient, ou non, à durer !

LES PREMIERS PAS DU COUPLE : QUAND L'HYPERSENSIBILITÉ INFLUENCE L'AMOUR NAISSANT

Cela peut paraître une évidence, mais, au-delà des facteurs qui nous poussent à nous choisir l'un l'autre, la construction d'un couple, et donc son assurance dans le temps, dépend aussi et surtout de la motivation des partenaires à rester ou non ensemble.

UNE HISTOIRE DE MOTIVATION ET D'ATTACHEMENT !

Certes, cela demande l'investissement personnel de chacun, mais il faut à la base avoir de bons liens d'attachement, des liens sécures, qui nous permettent de pérenniser cette motivation. Pour comprendre ces liens qui participent à notre construction psychique, un aperçu des travaux du psychiatre anglais John Bowlby s'impose.

LA THÉORIE DE L'ATTACHEMENT À LA LOUPE

La théorie de l'attachement a été formulée par le psychiatre et psychanalyste anglais John Bowlby dans les années 1950. À l'époque, il étudie le comportement et le développement des enfants séparés de leur famille, et met en avant que le lien avec la figure d'attachement (la personne qui s'occupe de l'enfant) est primordial pour la confiance en soi. En effet, en répondant aux besoins de l'enfant, la figure d'attachement principale (en général la mère) et les figures secondaires (le père, l'entourage) vont permettre à l'enfant de tisser des liens sécures avec ses proches, de se sentir aimé, soutenu en cas d'adversité, d'avoir confiance en l'autre... Grâce à ces liens, l'enfant peut grandir en confiance dans son environnement et gagner en autonomie. Le comportement bienveillant des personnes qui s'occupent de lui est donc primordial pour son épanouissement.

A contrario, un enfant peut grandir avec des liens d'attachement :

- évitants, si ses figures d'attachement n'ont répondu que peu ou pas du tout à ses besoins ; cela génère chez lui du stress, et surtout le décourage d'exprimer lesdits besoins puisqu'il ne reçoit pas de réponse ;
- ambivalents/résistants, quand il y a une incohérence entre le besoin et la réponse ; le parent a parfois répondu aux besoins, parfois non, ce qui ne permet pas à l'enfant de se sentir pleinement écouté et en

sécurité (cela peut déclencher une peur de l'abandon très forte une fois qu'il sera adulte) ;
- désorganisés, quand le comportement des figures d'attachement est plutôt dans la négligence ou la maltraitance ; il est alors difficile ici de parler d'attachement.

Quand je reçois des couples en médiation, je leur pose toujours une double question : quels liens avez-vous eus avec vos parents, et quels sont ces liens aujourd'hui ? Souvent perturbante, cette question est pourtant fondamentale, car elle a forcément une incidence sur la vie des couples, ne serait-ce que dans le choix du conjoint. Et c'est d'autant plus important que vous êtes atypique. Avant d'être un adulte hypersensible, vous avez été un enfant hypersensible, qui a forcément perçu beaucoup plus de choses qu'un enfant dans la norme. Certes, vous n'aviez pas l'analyse et la compréhension d'un adulte, mais vous avez intériorisé avec une plus grande intensité les émotions de vos parents, et les liens d'attachement que vous avez eus avec eux s'en sont ressentis.

QUEL IMPACT VOS LIENS D'ATTACHEMENT ONT-ILS SUR VOTRE COUPLE ?

Chez les personnes atypiques, l'impact des liens d'attachement est tel dès les premiers pas de la vie conjugale que le sujet a fait l'objet de plusieurs études[2]. Leurs conclusions : trois types de couples (voir ci-dessous) peuvent perdurer au-delà de la rencontre et dans le temps, à condition que chacun s'adapte aux spécificités d'attachement de l'autre. Bonne nouvelle, il n'est pas indispensable d'avoir des liens sécures pour voir son couple marcher ! En effet, un partenaire anxieux peut devenir distant ou sécurisant après avoir travaillé sur lui, et inversement, car le cerveau reste malléable tout au long de la vie (c'est la plasticité cérébrale). Ainsi, rien n'est figé, et vous pouvez faire évoluer votre couple, notamment si vous

vous retrouvez dans l'un des deux derniers schémas présentés ci-après ! Plus concrètement, maintenant que vous vous êtes rencontrés, quelles sont vos perspectives amoureuses selon la nature de vos liens d'attachement ?

- **Vous avez tous les deux un lien sécure.** Dans cette configuration, chacun d'entre vous aura confiance en son partenaire en cas de problème. Vous aurez aussi une bonne capacité de communication et de gestion des conflits, et partagerez vos émotions en confiance. Vous sentirez vos atypies respectées et comprises, aussi différentes soient-elles. Vous en discuterez et vous vous aiderez mutuellement à aller de l'avant malgré les difficultés. Résultat : le couple et l'amour devraient durer malgré les obstacles parsemant la route, si évidemment vous continuez à vous plaire !
- **L'un de vous est plutôt dans un lien non sécure.** Dans ce cas, votre relation ne vous semblera pas toujours simple, mais elle restera pérenne. Vous aurez peut-être parfois la sensation que vous l'aimez plus qu'il ne vous aime, et inversement, car vous serez toujours en quête de preuves d'amour qui répondent à votre besoin de sécurité. Malgré tout, vous saurez toujours ne faire qu'un face aux obstacles. Gardez en tête que le plus anxieux de vous deux aura certainement besoin de preuves d'attachement, en particulier s'il est hypersensible. Il est important que l'autre fasse des efforts pour être plus démonstratif, mais il aura besoin pour cela d'être très rassuré pour contrebalancer sa crainte de s'engager (en lien avec sa peur de l'abandon). Ici encore, n'hésitez pas à faire de vos atypies une force : vous avez en vous des capacités d'écoute et d'empathie innées, alors essayez de voir ce dont l'autre a besoin. C'est parce que vous aurez rempli son réservoir affectif qu'il pourra remplir le vôtre.
- **Vous avez la sensation que vous êtes tous deux dans un lien non sécure.** Pas de panique ! Cette union peut être stable, car il arrive que les émotions ne soient que calfeutrées. Souvenez-vous du test page 8 : certaines personnes ne

sont pas à l'aise avec leur sensibilité et leurs émotions, et c'est OK ! Si c'est le cas pour vous deux, votre couple sera plutôt fondé sur l'organisation de la vie conjugale (jusqu'à l'organisation de votre vie sexuelle). On retrouve beaucoup ce schéma de couple chez les surdoués, pour qui les émotions sont plutôt gênantes car ils s'enferment totalement dans la sphère intellectuelle. Attention, il faut veiller à ce que ce fonctionnement vous convienne à tous les deux. Sachez enfin que les personnes ayant un lien d'attachement plutôt non sécure, comme vous, sont nombreuses, et que ce n'est absolument pas un obstacle à la vie de couple. En revanche, si vous sentez que vous manquez de confiance et que cela devient handicapant, je vous encourage à vous faire aider dans le cadre d'une thérapie. En effet, seul un accompagnement thérapeutique vous permettra de travailler en profondeur les relations que vous avez eues, ou que vous n'avez pas eues, avec vos figures d'attachement.

Amour : des attentes différentes chez les atypiques !

Si, pour certains, la phase la plus compliquée d'une relation est la rencontre (difficile de sortir de la phase de séduction !), pour d'autres, c'est plutôt l'installation de la relation qui pose problème. Et c'est finalement très normal : qui peut vraiment savoir comment passer de la rencontre à un couple qui dure et perdure au fil des années ? Ces questions sont certes universelles, mais les personnes atypiques et hautement sensibles les verbalisent souvent plus, cherchant à décrypter la relation et les échanges, repassant en boucle dans leur tête chaque phrase d'une discussion. Résultat : cette rumination mentale peut générer une certaine anxiété (ou tout du moins une inquiétude), mais aussi une temporalité différente de celle des personnes neurotypiques.

QUAND AMOUR ET SENTIMENT DE DÉCALAGE VONT DE PAIR

Souvent, les atypiques ont une sensation de décalage : ils se sentent déjà très engagés dans la relation, ne pensent qu'à l'autre, se projettent dans l'avenir, alors que, de fait, leur couple n'en est qu'aux prémices. Cela explique aussi pourquoi, lorsque les deux partenaires du couple sont atypiques, il peut se passer très peu de temps entre le premier contact et l'aménagement ensemble ! Votre priorité, en tant qu'hypersensible, c'est de vous situer dans cette relation naissante.

VOUS ÊTES À FOND, MAIS VOTRE COMPAGNON L'EST-IL AUSSI ?

À ce titre, je me souviens très bien d'un couple que j'accompagnais il y a quelque temps, Émilie et Arthur. À l'époque, nous travaillions sur les non-dits. C'était une étape délicate tant il y en avait entre eux, et depuis longtemps. Il a fallu du temps, mais les langues se sont déliées petit à petit. Émilie a fini par avouer qu'elle avait senti un déséquilibre dans leur relation dès leur deuxième rendez-vous : pour elle, c'était déjà un engagement, alors qu'elle avait senti qu'Arthur le considérait comme une phase de test. Il est vrai qu'à cette période son compagnon avait d'autres flirts, une information qu'elle avait justement recueillie au cours de ce fameux rendez-vous. Elle n'avait alors pas osé dire que, pour elle, c'était différent et qu'elle avait été blessée. Elle avait eu un coup de cœur lors de leur rencontre, et elle pensait que cela serait une raison suffisante pour qu'Arthur arrête ses badinages et se concentre sur leur relation naissante. Arthur, lui, avait simplement une autre logique. Pour lui aussi, le premier contact avait été un coup de foudre, mais il s'était engagé à aller à d'autres rendez-vous et n'avait pas souhaité les annuler, car il restait attaché à l'adage : on ne sait jamais de quoi l'avenir sera fait. Et de rappeler à Émilie qu'il avait eu l'honnêteté de lui en parler. Pendant sept ans, cette méprise et cette différence avaient été mises sous le tapis, pour ne ressortir que lors de notre médiation. Bien sûr, elle ne lui en avait pas tenu rigueur, mais cet exemple a pu nous servir lors de la séance pour expliquer la différence de fonctionnement de chacun, et donc les attentes qu'ils mettaient dans leur couple.

Pour moi, le cas d'Arthur et d'Émilie est loin d'être isolé. Il est essentiel de vous questionner sur vos réelles attentes, et ce dès le départ d'une relation. Si, pour certaines personnes, cette réflexion semble trop « prise de tête », il s'agit juste pour les personnes hypersensibles de mettre des mots sur ce qui se passe déjà en elles. Mais comment faire au juste ?

COMMENT ÉVALUER VOS ATTENTES VIS-À-VIS DE VOTRE COUPLE ?

Voici donc un petit exercice, que vous pourrez effectuer à différents moments de votre relation : dès le départ, aux premiers émois ou même un peu plus tard, de temps à autre au fil de votre vie de couple, pour vous permettre de connaître vos attentes. L'intérêt, c'est de comprendre ce qui est essentiel pour vous et pourquoi il vous est impossible de lâcher prise sur certaines choses. En partageant ce savoir, si important, avec votre partenaire, vous arriverez à vous faire comprendre et à trouver des solutions ensemble.

Pour comprendre les attentes que vous avez pour votre couple, vous devez avant tout déterminer quelles sont vos attentes dans la vie en général. Pour cela, il n'y a finalement rien de mieux que de connaître vos propres valeurs. Véritable colonne vertébrale de votre identité, elles témoignent de qui vous êtes et donnent le cap aux décisions que vous prenez pour votre vie personnelle, mais aussi conjugale.

Dans la liste qui suit, choisissez entre trois et cinq valeurs seulement.

Pour y parvenir, je vous recommande d'abord de faire un premier tri avec les mots qui vous parlent, les valeurs qui vous prennent le plus aux tripes. Vous avez la chance que l'instinct soit chez vous exacerbé, le *gut feeling*, comme disent les Anglo-Saxons (littéralement, la « sensation des tripes »), alors n'hésitez pas à lui faire confiance.

Liste des valeurs : abondance, acceptation, accessibilité, adaptabilité, affection, altruisme, ambition, amusement, appartenance, apprentissage, ardeur, aventure, béatitude, beauté, bienveillance, certitude, changement, charité, chasteté, cohérence, communauté, compassion, compétence, compréhension, concentration, confiance, conformité, confort, connaissance, conscience, contrôle, conviction, convivialité, coopération, courage, courtoisie, créativité, crédibilité, curiosité, dépassement de soi, devoir, dévotion, dignité, discipline, discrétion, disponibilité, douceur, dynamisme, économie, éducation, efficacité, encouragement, endurance, énergie, enthousiasme, équilibre, éthique, exactitude, excellence, famille, fidélité, flexibilité, foi, force, franchise, générosité, gentillesse, gratitude, honneur, humilité, honnêteté, humour, impartialité, indépendance, individualité, intégrité, intelligence, intensité, intimité, justice, liberté, maîtrise de soi, nature, obéissance, optimisme, originalité, ouverture d'esprit, patience, perfection, persévérance, philanthropie, piété, ponctualité, professionnalisme, prudence, réalisme, réflexion, responsabilité, richesse, rigueur, sacrifice, sagesse, sensibilité, sensualité, sexualité, sincérité, solidarité, spontanéité, traditionalisme, vérité, victoire, vitalité.

Attention, certaines valeurs peuvent vous sembler avoir la même signification, mais gardez à l'esprit que leur sens dépend de ce que nous mettons derrière chaque mot. N'hésitez pas, ici encore, à vous aider d'un dictionnaire (voir p. 31) !

Une fois ces valeurs choisies, n'hésitez pas à faire le lien entre elles et votre vécu.

Vous prendrez ainsi conscience de ce qui compte pour vous, et donc des besoins qui en découlent. Par exemple, si l'une des valeurs choisies est la liberté, peut-être comprendrez-vous mieux pourquoi vous avez tant besoin de vous débrouiller et d'être autonome, ou de passer du temps seul régulièrement.

Une fois vos valeurs et vos besoins propres identifiés, faites le lien avec vos besoins dans votre vie de couple.

Vous avez choisi la liberté comme valeur et vous avez fait le lien avec votre besoin de passer du temps seul ? Vous aurez sûrement besoin d'un partenaire qui vous laisse cette liberté sans vous faire de reproches, mais aussi plus tard de mettre en place une organisation de vie qui vous permettra de répondre à cette valeur.

Formulez clairement vos valeurs sous forme de besoins et vos besoins sous forme de demandes.

Prenez le temps nécessaire (ce n'est pas toujours évident) pour mettre les choses à plat avec votre partenaire et lui communiquer clairement ce que vous souhaitez mettre en place pour répondre à vos besoins. Pour reprendre l'exemple de la liberté, votre demande pourrait être : « Je ressens le besoin d'être seul, de continuer à faire des promenades seul ou juste d'avoir du temps pour moi dans la semaine, par exemple deux heures le jeudi soir et deux heures le dimanche matin. »

Écoutez-vous !

Si vous frustrez un besoin qui se rattache à l'une de vos valeurs fortes, il est probable que vous ne pourrez pas vous épanouir à long terme. C'est grave : cette absence d'écoute de vos besoins peut déboucher sur des violences envers vous-même ou envers les autres, sur un burn-out, etc. Si vous avez déjà connu des situations de grande souffrance, notamment dans la sphère professionnelle, le lien est facile à faire ! Par exemple, exercer un métier qui n'a pas de sens à vos yeux alors que vos valeurs fortes vous poussent à l'utilité ou à la solidarité vous mènera vraisemblablement à l'insatisfaction, voire à la dépression ! Tentez de repérer ce genre de liens dans vos relations conjugales passées (ou dans la présente).

Être aimé pour qui vous êtes…

Même si cet exercice ne vous tente pas à première vue, veillez à ne pas le négliger, ne serait-ce que pour vous positionner en tant qu'individu à part entière dans votre couple. Cette démarche est essentielle, car votre hyperempathie vous pousse ou vous poussera sûrement à vouloir faire plaisir à l'autre, au risque de vous oublier, voire de vous sacrifier pour les besoins de votre partenaire. Le problème, c'est que non seulement cette situation ne vous permettra pas de vous épanouir en couple, mais elle empêchera votre duo de durer de manière saine dans le temps. Le risque (supplémentaire) est alors d'en vouloir à l'autre, de sentir qu'il y a comme un déséquilibre entre ce que vous faites pour votre partenaire et ce que vous attendez de lui. Des non-dits et des interprétations peuvent alors surgir, entraînant un climat hostile pour votre complicité et la confiance conjugale.

Partir de vous, de vos valeurs et de vos besoins, c'est aussi vous donner la chance de trouver une personne qui vous correspondra pleinement. C'est d'autant plus important pour vous que, comme de nombreux hypersensibles, vous vous demandez peut-être : « Vais-je trouver une personne qui m'aimera pour ce que je suis ? », « Suis-je aimable pour qui je suis ? »

“

TÉMOIGNAGE

de Sabine

Mon premier mari était tout ce qu'on peut souhaiter d'un partenaire, c'était le gendre idéal, il présentait bien, il avait une « bonne situation », comme disaient mes parents, il était présent, attentif et à l'écoute. Aucune de mes amies n'a compris pourquoi j'avais demandé le divorce, et mes parents m'ont prise pour une folle. Mais moi, je ne vibrais pas, j'avais la sensation d'être enfermée dans une vie de couple qui n'était pas faite pour moi. Au final, je ne l'aimais pas. J'ai préféré lui laisser la possibilité de rencontrer quelqu'un qui serait vraiment heureux avec lui, et j'ai retrouvé ma liberté. Depuis, je papillonne, comme dirait ma mère, mais ça me convient bien mieux, je suis tellement plus moi-même ainsi !

”

Cette crainte, qui n'est pas anodine, est en lien avec notre manière de nous percevoir et avec la manière dont les autres nous perçoivent. En tant qu'atypique, vous avez peut-être ressenti que vous n'étiez pas « comme il faut », que vous étiez trop sensible, trop fragile, trop enthousiaste, trop énergique... Il est possible que vous l'ayez ressenti très jeune, sans même en avoir conscience, comme bien d'autres enfants avec votre singularité. Vous avez voulu rendre fiers votre entourage, vos parents, vos éducateurs, vous avez tenté de correspondre à leurs attentes, de vous conformer à ce que vous deviez être. Si vous avez alors reçu des louanges et des compliments, vous avez sûrement intégré que c'était là ce qu'on attendait de vous. Si, au contraire, vous avez reçu des remarques négatives ou subi des violences (humiliations verbales, insultes, gestes violents...), vous vous êtes peut-être senti obligé de changer de comportement.

Le problème, lorsqu'il s'agit d'atypies, c'est que personne ne peut conditionner votre comportement pour qu'il soit différent. Il ne relève pas d'une mauvaise volonté, c'est véritablement votre cerveau qui fonctionne comme cela ! Ainsi, tenter de changer un atypique, c'est juste une discrimination envers ce qu'il est, ni plus ni moins. Par manque de connaissance dans ce domaine, beaucoup d'adultes ont interprété l'attitude de leur enfant comme un manque de respect ou de motivation, par exemple, et se sont sentis obligés de l'éduquer pour son bien. Cela a même peut-être été le cas de vos propres parents !

Dans ce cas, les conséquences à long terme sont souvent désastreuses. Vous-même peut-être avez eu le sentiment de n'avoir jamais été accepté et aimé pour qui vous étiez vraiment... Comment, alors, croire qu'une personne veut faire sa vie avec vous, pour qui vous êtes, dans toute votre singularité et votre intégralité ?

Souvent, les personnes hypersensibles doivent mener un long processus de déconstruction et de reconstruction de l'image qu'elles pensent avoir d'elles-mêmes et des autres. C'est d'ailleurs peut-être votre cas si vous avez déjà été amené à vous faire des réflexions comme « Non, je ne suis pas plus fragile parce que je suis hypersensible », « Je peux être surdoué sans avoir été un excellent élève, sans aimer les mathématiques », « Je ne suis pas excessif, je suis simplement passionné », etc. La connaissance des neuroatypies permet souvent d'en finir avec beaucoup de fausses croyances, mais n'oubliez pas que, si vos souffrances sont trop grandes, seul le travail thérapeutique vous permettra de reconstruire votre estime de vous, et donc de vous ouvrir pleinement dans une relation conjugale.

Les différentes manières de faire couple

Nous avons tous, peu ou prou, la même vision idéalisée du couple : deux personnes, peu importe leur sexe, vivant ensemble longtemps (de préférence), épanouies, portées par leur amour et leur affection. Pourtant, cette manière « classique » de faire couple ne sied pas à tout le monde... et a fortiori aux personnes atypiques. Quand on prend un peu de hauteur sur la question, cela paraît une évidence : nous sommes des milliards sur cette planète, il est impossible que nous ayons exactement les mêmes besoins ou même la vision du couple ! Pourtant, nous avons tendance à vouloir entrer dans ce carcan ! Mais pourquoi donc ?

VIVRE À DEUX... COMME TOUT LE MONDE : LA PRESSION DU CONFORMISME !

Si la question se pose pour tous les couples, elle est particulièrement prégnante chez les couples atypiques et hypersensibles, et pour cause : leur hyperémotivité leur permet de ressentir avec plus d'intensité les émotions, mais aussi de s'attacher à une personne et de s'investir dans une relation plus rapidement. Là où les neurotypiques prennent le temps d'évaluer l'adéquation de cet « amour » à leurs besoins et à leurs envies, les atypiques, eux, se trouvent plus facilement embarqués dans une relation qui ne leur convient pas. Il est donc important pour eux de prendre le chemin relationnel qui leur correspond le mieux dès le départ afin d'éviter certaines déceptions. Cela n'empêche pas les accidents de parcours, mais au moins sont-ils sur la bonne voie !

“

LE TÉMOIGNAGE

d'Émilie

On a longtemps habité ensemble, et je n'en pouvais plus. Je suis extrêmement sensible aux bruits et aux odeurs, alors, quand nous avons eu nos jumeaux, la situation a été encore plus intense pour moi. Tout me semblait si difficile ! Je prenais sur moi pour les enfants, mais j'étais encore plus énervée contre lui. Je ne tolérais plus rien : le bruit de sa mastication, l'odeur de ses chaussures, ses mouvements la nuit... C'était si invivable pour moi que je suis devenue absolument infecte avec lui. À cette époque, je n'avais pas encore pris conscience que mon hyperesthésie était à la base de ma souffrance. On a décidé d'arrêter là les dégâts : on savait que, si on s'entêtait dans un mode de vie qui ne nous correspondait pas, on allait se séparer, et ce n'était pas ce que nous souhaitions. Alors, on a divisé notre grande maison en deux. On vit chacun de son côté pour le boulot, les nuits, le quotidien personnel, et on se retrouve dans l'intimité et pour nos moments de famille avec les garçons. On ne s'impose plus la présence de l'autre. Même si cette décision n'a pas été évidente, cela nous a sauvés, et nous sommes plus amoureux que jamais. Étrangement, le plus difficile n'a pas été ce changement, mais l'incompréhension de notre entourage face à ce choix. C'est ce qui a été le plus lourd à porter. Cela fait deux ans maintenant, et nos proches nous demandent toujours combien de temps ça va durer.

”

Le témoignage d'Émilie est très intéressant, car il montre bien que nous avons tendance à faire preuve d'orthodoxie en matière de couple, même quand nous sommes atypiques. Elle a su tenir compte de son hypersensibilité pour sortir d'un modèle de couple qui ne lui convenait pas, mais elle fait office d'exception. En effet, même si le couple classique ne convient pas toujours aux atypiques, ils tentent très souvent de se conformer au modèle social, et ce dès le plus jeune âge. Vous l'avez peut-être vous-même ressenti en vous lançant dans une relation dans laquelle vous n'étiez pas à l'aise, où quelque chose clochait et où, malgré tous vos efforts pour être heureux, le bonheur n'était tout simplement pas au rendez-vous. Mais d'où nous vient ce besoin de conformité, en particulier quand nous sommes hypersensibles ou atypiques ?

QUAND LE CONFORMISME NOUS POUSSE À FAIRE LE CAMÉLÉON

Selon les spécialistes qui ont étudié la question, certaines normes définissent les valeurs d'une société, et chacun doit s'y plier sous peine de sanctions, soit juridiques soit sociales. Le psychanalyste et psychologue René Kaes explique ainsi que celui qui ne réagit pas comme la société le souhaite va vite se retrouver jugé et rejeté[3]. Voilà pourquoi certains atypiques ont la sensation d'être en décalage depuis leur enfance : ils sentent qu'ils ne réagissent pas comme ils le devraient. Ils grandissent alors avec ce sentiment désagréable de venir d'une autre planète.

Sigmund Freud explique que la société « joue toujours dans la vie de l'individu le rôle d'un modèle, d'un objet, d'un associé ou d'un adversaire[4] ». On ne peut pas faire comme si la société n'avait aucun impact sur notre manière de penser ou d'agir. Il y a donc un effet de normalisation et de conformisme qui est souvent inconscient. Dans la lignée du célèbre psychanalyste, le médecin et anthropologue Gustave Le Bon parle d'« âme collective[5] », c'est dire à quel point le collectif a une incidence sur l'individuel : « Cette âme les fait sentir, penser et agir d'une façon tout à fait différente de celle dont sentirait et agirait chacun d'eux isolément. Certaines idées, certains sentiments ne surgissent et ne se transforment en actes que chez les individus en foule[6]. »

Ainsi, chacun d'entre nous, isolé ou en collectivité, atypique ou typique, a un besoin inné d'imitation, qui se manifeste différemment selon les comportements. Cette tendance à imiter nous permet ensuite, une fois plongés dans la masse, de nous sentir plus forts, invincibles, comme soutenus par nos pairs tant que nous restons dans la norme imposée. Elle nous permet aussi de noyer en partie notre responsabilité individuelle, qui peut se révéler trop pesante comme on l'a vu dans le chapitre précédent. Après tout, penser que nous ne sommes pas comme il faut détériore l'estime que nous avons de nous-mêmes et amène la crainte de ne pas être aimés pour qui nous sommes.

Cette conformité est particulièrement tentante pour une personne atypique, qui se sent souvent en marge, un peu décalée dans ce monde, et ce depuis son plus jeune âge. La tentation pour elle de rentrer dans le moule, de se « caméléoniser » encore plus pour ne plus souffrir de ce sentiment de différence peut alors être forte... mais ce n'est qu'un leurre et il lui coûtera très cher, car calfeutrer ses idéaux et ses émotions va lui demander de se suradapter, au risque de ne plus savoir qui elle est vraiment. Si vous avez pris l'habitude de vous adapter sans cesse à votre interlocuteur, même lorsque la conversation est anodine, par crainte du conflit ou par peur de déplaire, quitte à oublier vos propres valeurs ou convictions, vous avez sûrement déjà été dans cette posture bien inconfortable du caméléon. Voilà pourquoi il n'est pas rare de voir les hypersensibles (notamment) passer par de grandes phases de déséquilibre dans leur vie : ils remettent alors tout en question et ne sont plus en capacité de faire face à leurs responsabilités.

À QUEL POINT ÊTES-VOUS CONFORMISTE ?

Pour évaluer à quel point vous avez tendance à vous conformer aux carcans sociaux, prenez votre cahier de réflexion et répondez en toute franchise aux quelques questions qui suivent.

- Pensez-vous que vos choix de vie auraient été très différents dans un autre environnement socioculturel ?
- Auriez-vous choisi un autre métier, un autre modèle familial, voire un autre partenaire, si vous étiez né ailleurs ou si vous viviez dans d'autres conditions ?
- Si vous deviez faire ces choix en fonction de vos valeurs (voir p. 74) et non parce qu'il est bien de faire ainsi, quelles auraient été vos décisions ?

Surtout, veillez à ne pas vous juger ! L'objectif ici est simplement de voir à quel point certains choix peuvent nous échapper.

POURQUOI CHERCHONS-NOUS À RENTRER DANS LE MOULE ?

Deux principaux facteurs contribuent à notre besoin de conformité, que nous soyons atypiques ou non.

- **En premier lieu, il y a les attentes de nos parents,** en particulier les attentes inconscientes dont ils sont porteurs, qui nous sont transmises au fil des années passées avec eux. Elles comprennent des croyances intériorisées, qui se transmettent sans même qu'on s'en aperçoive. Si vous avez des convictions profondément ancrées en vous, du type « dans ma famille on finit tous par divorcer » ou « toutes les femmes de ma lignée ont toujours eu des problèmes avec des hommes violents », observez les schémas familiaux qui confirment ces convictions, car il est possible que vous vous soyez conformé à ces croyances (même si ce n'est pas ce que vous souhaitez, bien sûr).
- **En second lieu, il y a l'école.** Notre système scolaire présente de nombreux avantages, mais il tend à conditionner à l'obéissance, et donc au conformisme, avec la classification et la notation des élèves, les programmes scolaires rigides, une pédagogie plutôt au service de l'apprentissage que de l'élève... Selon Bernard Pechberty, psychologue clinicien, l'éducation a un impact sévère sur les enfants atypiques, jusqu'à les pousser à certaines inhibitions intellectuelles (se restreindre dans leur apprentissage de la lecture, par exemple, quand leur intérêt avait été jugé trop précoce). En tant qu'enfant atypique, vous

avez probablement ressenti la pression à vous conformer aux attentes de vos professeurs ou de vos parents. Impossible pour vous de suivre votre enthousiasme et votre curiosité naturelle pour certaines choses, vous avez dû suivre un programme conçu pour tous, sans distinction.

En nous accompagnant au fil des années, notre tendance à la conformité finit donc, sans surprise, par avoir une incidence sur la manière dont nous faisons couple, particulièrement en cas d'atypie. En cause, deux biais qui ont forcément une incidence sur la manière dont nous vivons nos relations, a fortiori quand nous sommes hautement sensibles : la notion de genre et nos émotions.

LE GENRE : UNE CONSTRUCTION SOCIALE QUI INFLUENCE NOTRE FAÇON DE FAIRE COUPLE

“

LE TÉMOIGNAGE
de Sylvie

J'attends de lui qu'il soit un homme, un vrai. Je sais que ça paraît rude comme ça, mais j'ai besoin de me sentir protégée. Je ne sais pas pourquoi j'ai dans la tête qu'un homme doit protéger sa famille, et, bien que j'aime beaucoup mon mari, je trouve qu'il craque trop sous la pression. Dès que nos enfants tombent malades, il stresse, il veut aller aux urgences. Moi, j'aimerais qu'il garde son calme et que je puisse m'inquiéter, comme une mère, comme une femme.

”

La notion de genre est totalement dénuée de sens tant elle a été dénaturée par les conventions sociales, et il suffit de se plonger dans le témoignage de Sylvie pour s'en rendre compte ! Si la question de se défaire de la notion de genre est plus que jamais d'actualité au sein des jeunes générations, il est encore difficile, pour bon nombre d'entre nous, d'avoir une réflexion sur la question tant ces stéréotypes sont ancrés en nous. Et les atypiques ne font pas exception à la règle ici : même si leur curiosité et leur empathie naturelles leur permettent souvent d'avoir l'esprit plus ouvert sur ces questions, les couples qu'ils forment rencontrent régulièrement des difficultés à se positionner sur le sujet. D'un côté, il y a les atypiques qui perçoivent l'inadéquation de ce clivage de genre dans notre société et qui ont tendance à être victimes du syndrome de Cassandre (voir encadré ci-après), et de l'autre côté, il y a ceux qui ont la tentation de s'intégrer, de se conformer à la norme pour être acceptés. Homme ou femme, nous y passons tous. Malheureusement, cette posture retentit inévitablement sur le couple et sur notre façon de faire couple, et donc sur les désaccords et les conflits conjugaux.

LE SYNDROME DE CASSANDRE, QUÉSACO ?

Largement inspiré par le mythe de Cassandre, ce syndrome explique la sensation qu'ont les personnes atypiques (ou non, d'ailleurs) de ne pas être écoutées et de s'épuiser à expliquer certaines choses. Par sens de la déduction, par logique ou grâce à leur sixième sens, les atypiques ont souvent une vision à long terme et sont capables de prendre en considération plusieurs facteurs pour déduire les conséquences d'une action. Malheureusement, comme Cassandre, qui dans la mythologie grecque détient un don de prophétie auquel personne ne croit, leur analyse est souvent ignorée. Les personnes concernées peuvent donc ressentir un désengagement, une perte de confiance en eux, mais aussi une distanciation sociale.

LES CONSÉQUENCES DU SEXISME ORDINAIRE ET DES STÉRÉOTYPES SUR LE COUPLE

Ces constructions genrées sont un réel problème, car elles peuvent nous blesser et finir par affecter notre couple tant elles sont enracinées en nous. Paradoxalement, les personnes qui sont le plus touchées par ce type de préconceptions ne le sont pas par leur conjoint, mais parce qu'elles ont des représentations sur le genre qui finissent par porter préjudice à la relation. J'ai un exemple tout personnel à ce sujet. Lorsque j'ai emménagé avec mon mari, je me suis vite retrouvée à faire toutes les tâches ménagères, sans trop m'en apercevoir, jusqu'au jour où je me suis rendue compte que je faisais largement plus que ma part. Le plus surprenant, lorsque je lui en ai parlé, c'est qu'il m'a dit naïvement qu'il me pensait heureuse de faire le ménage. Il ne s'était jamais posé de questions. Pour lui, c'était comme ça. Je lui ai alors demandé de se mettre à ma place : s'il avait été une femme, aurait-il forcément aimé faire le ménage ? Pensait-il vraiment que, dans le deuxième X de nos chromosomes, il y avait le gène de l'amour du ménage ? À compter de ce jour, il a pris conscience de beaucoup de choses...

Ce type de situation continuera à se produire tant que perdureront les stéréotypes de genre et le sexisme ordinaire qu'ils induisent. Tant qu'ils ne seront pas déconstruits, nous ne parviendrons pas à accepter les singularités d'un individu, les atypies. En tant qu'atypique, comment accepter votre sensibilité si vous êtes un homme dans une société qui vous a martelé dès le plus jeune âge qu'il ne fallait pas pleurer comme une fille ?

DES ATYPIES GENRÉES ?

En prenant un peu de hauteur, on se rend compte que les atypies, que ce soit l'autisme, la douance ou l'hypersensibilité, ont presque toujours été étudiées à travers un seul prisme : celui du genre ! Par exemple, la douance au féminin et l'autisme au féminin sont très peu connus. Pour la psychologue Monique de Kermadec, cette méconnaissance s'explique aisément : les tests de diagnostic sont totalement biaisés par le fait qu'on a essentiellement pris des hommes, qui plus est influencés par le modèle patriarcal, comme modèles pour dresser un portrait de référence[7]. À l'inverse, la sensibilité est perçue comme une caractéristique plutôt « féminine », perception qui exclut largement les hommes, alors que les atypies concernent aussi bien ces derniers que les femmes ou les personnes cisgenres, non binaires, genderfluids, agenres, queers*... En d'autres mots : l'atypie n'a rien à voir avec les caractéristiques de genre, c'est uniquement une question de construction cérébrale !

Ces carcans genrés finissent donc par avoir un effet complètement délétère. Ainsi, non seulement on coupe les petits garçons de leur humanité, mais on dévalorise les petites filles, au point qu'aujourd'hui être une femme masculine est considéré comme acceptable, mais qu'être un homme efféminé est une honte. Résultat, les hommes ont tendance à brider leur sensibilité, au point de développer une dépression ou des comportements de dépendance (jeux, alcool, sexe, etc.), car ils rejettent cette importante partie d'eux-mêmes qu'est leur hypersensibilité. Ils perdent une énergie folle à se détester sans même le savoir. Les femmes, elles, brident la sphère intellectuelle pour se fondre dans la masse et ne pas faire de vagues. Finalement, ni les hommes ni les femmes ne répondent à leurs réels besoins ; ils tentent juste de se conformer à ce qu'ils pensent devoir être, selon la culture dans laquelle ils ont grandi. L'intensité naturelle de l'atypique va le pousser parfois très loin dans ce sens, et peut même le faire tomber dans le cliché qui ne lui correspond pas (l'homme machiste ou la femme soumise par exemple). C'est ce fameux côté « tout ou rien » (voir p. 33) que l'on retrouve si souvent chez les personnes hypersensibles. Dû au besoin d'être authentique, ce tout ou rien peut

* Cisgenre : dont l'identité de genre correspond au sexe avec lequel elle est née.
Genderfluid : dont l'identité de genre oscille entre les deux normes masculin et féminin.
Agenre : dont l'identité ne correspond à aucune norme de genre, quelle qu'elle soit.
Queer : dont l'identité ne correspond à aucune norme de genre ni même de sexualité.

être très positif quand il est en concordance avec leurs valeurs, mais il peut aussi être destructeur, nocif, comme dans le cas du sexisme, où chacun des partenaires va s'enfermer avec passion dans un rôle qui ne lui correspond pas, jusqu'à se faire beaucoup de mal parfois. Lors des médiations, il n'est pas rare de voir des couples atypiques s'apercevoir, après des années ensemble, qu'ils se sont enfermés dans des habitudes de vie, de communication, de rôle, pour entrer avec excellence dans une norme... mais très loin de leurs propres besoins.

C'est la raison pour laquelle, à mon sens, les personnes atypiques (ou non, d'ailleurs) ont tout à gagner à déconstruire les mythes conjugaux et à arrêter d'interpréter ce que devrait être le couple ou non. En effet, se conformer à un genre, féminin ou masculin, sans même le remettre en question n'a pas plus d'intérêt que de donner son avis sur un livre qu'on n'a jamais ouvert ! Au-delà même de l'intérêt, ces interprétations semblent bien dangereuses, car elles alimentent le patriarcat sans nous permettre de nous épanouir dans la relation, qu'on soit dans un couple atypique ou non. Mais par où commencer ?

COMMENT DÉCONSTRUIRE VOS CROYANCES SUR LE GENRE ?

Prenez régulièrement le temps de parler avec votre partenaire pour prendre conscience des stéréotypes ancrés en chacun. C'est en les mettant sur le tapis que vous pourrez vous en défaire ! Quelques pistes de questionnement...

- Quelle représentation avez-vous de l'autre sexe ?
- Pensez-vous qu'il y a des responsabilités en lien avec notre genre ?
- L'homme doit-il faire certaines choses, et la femme d'autres choses ?
- Quel exemple avez-vous eu lorsque vous étiez enfant (vos parents, par exemple) ?
- Et si vous changiez de corps, feriez-vous les choses différemment ?

Une autre piste ? Les films, les séries, les livres, les magazines autour de vous regorgent d'idées reçues sur le genre, et c'est peut-être aussi le cas des échanges avec vos parents ou vos amis (quand il s'agit de soigner un enfant, par exemple, la plupart des gens s'adressent d'office à la mère). Votre objectif : cherchez à les identifier ensemble et à vous en distancier dans votre couple. C'est un fabuleux exercice pour vous sortir des schémas sexistes. Et si, après déconstruction et analyse, vous vous sentez bien dans ces schémas, alors tant mieux ! Le but n'est pas de les juger à tout prix, mais plutôt d'être bien certain que cela convient à votre couple !

QUAND LE CONFORMISME SE REFLÈTE MÊME DANS NOS ÉMOTIONS

Dans le même ordre d'idées, savez-vous à quel point vos émotions sont le fruit d'une construction sociale, culturelle et éducative ? C'est un point essentiel, là encore à déconstruire, car qui dit couple (atypique ou non) dit aussi émotions, sentiment amoureux et attachement pour l'autre, or comment nous épanouir à deux quand nous ne pouvons pas vivre pleinement ce que nous ressentons ?

DES NORMES ÉMOTIONNELLES ABSURDES

“

LE TÉMOIGNAGE
de Sylvain

Je crois qu'au fond je n'ose même pas me demander si je suis heureux avec elle. C'est une belle femme (elle coche toutes les cases : grande, mince, cheveux longs…), elle est gentille et on partage les mêmes envies. Il me semblait que c'était l'essentiel. Mais plus j'en apprends sur moi, moins je suis sûr de ce que je ressens, et cela me fait peur. Et si je découvrais que je ne l'aimais pas, ça serait trop dur. Je me suis attaché à elle, je crois, mais je crois aussi qu'elle a raison quand elle dit que je ne l'aime pas vraiment. Je ne m'étais peut-être pas posé les bonnes questions. J'ai simplement fait comme tout le monde, je me suis marié et j'ai fait des enfants avec une gentille et jolie femme.

"

L'exemple de Sylvain est particulièrement éloquent : notre tendance à la conformité touche aussi nos émotions. C'est particulièrement important de le noter si vous avez la sensation de souffrir de votre hyperémotivité ! En effet, nous évoluons dans une société qui, en matière d'émotions, a établi des normes qui, dans nos esprits, devraient s'appliquer à tous de la même manière. C'est ainsi que nous pensons encore parfois que pleurer trop facilement est un signe de faiblesse... or c'est absurde ! Ces normes sont totalement illégitimes, car elles ne peuvent pas prendre en compte la sensibilité de chacun. Le problème n'est donc pas vos émotions, mais bien la pression à ressentir ce qui est communément admis comme normal. Comme de nombreux hypersensibles, vous avez peut-être peur du regard des autres, vous appréhendez que l'on vous reproche l'intensité de vos émotions, notamment dans votre vie de couple. C'est normal (après tout, vous ne vivez pas vos émotions comme les autres), et c'est très fréquent, notamment chez les personnes avec un trouble du spectre autistique, pour qui les émotions sont moins soumises aux conventions sociales (elles peuvent avoir des difficultés à comprendre et à analyser les mimiques et les émotions des autres, aussi leur comportement et leurs réactions peuvent paraître inappropriés). Encore une fois, le problème émotionnel ne vient pas de vous, mais d'une société qui nous impose de nous émouvoir comme les autres, en fonction de scénarios prédéfinis !

NOS ÉMOTIONS PARTICIPENT À NOTRE INTÉGRATION

Selon la psychologue Liliane Maury, les émotions ne sont qu'une fonction sociale. Elles nous aident à interagir avec les autres, à nous intégrer, et sont donc moins subjectives que collectives : « On pleure parfois pour paraître sensibles à certaines expressions délicates et pour paraître éprouver toutes émotions[8] », afin de se sentir comme tout le monde. Ainsi les pleurs, le sourire ou le rire sont une forme de langage naturel et inné, mais qui peut être conditionné par la pression au conformisme (il est de bon ton de pleurer face à une situation dramatique, etc.), et donc générer certaines craintes face au regard des autres (et si je ne pleure pas, que se passera-t-il ?).

En revanche, gardez à l'esprit que ce conformisme émotionnel, même s'il n'est pas « de votre faute », peut avoir des conséquences significatives sur votre couple (dans une relation amoureuse, on se « contamine » très vite) : si vous vous conformez vous-même, vous poussez l'autre à le faire aussi, et donc votre couple à viser le couple parfait des images d'Épinal... ce qui n'est pas pour autant ce qui vous convient vraiment ! A contrario, si vous restez vous-même, vous offrez à l'autre la possibilité de tomber le masque. Il est donc très compliqué de demander à l'autre d'être authentique si vous-même ne l'êtes pas avec vos propres émotions.

COMMENT SORTIR DU CONFORMISME ÉMOTIONNEL ?

Il n'y a pas de recette miracle : sortir du conformisme émotionnel pour être vraiment soi est un processus très long, qui demande beaucoup de patience, implique de mener un travail d'introspection et de vous faire accompagner si vous en ressentez le besoin.

- Le **travail d'introspection** permet d'identifier là où le conformisme émotionnel vous touche vraiment. En tant qu'atypique, vous avez un avantage, car cette faculté est particulièrement développée, tout comme votre capacité à vous remettre en question (ce qui explique cette sensation que vous avez peut-être parfois d'être plus vieux que vous ne l'êtes ou d'être en décalage avec les personnes de votre âge). Certes, vous êtes soumis aux mêmes diktats que les autres, mais vous avez davantage la capacité de le percevoir et d'en prendre conscience ; un peu comme si vous vous rendiez compte que vous vivez dans une matrice*. N'hésitez pas à vous en servir pour aller au fond de vous, pour découvrir vos véritables ressentis, pour vous reconnecter à votre corps, à vos sensations, pour traverser vos émotions sans artifices. Vous avez envie de rire mais vous n'osez pas de peur de faire trop de bruit ? Allez rire de bon cœur dans un lieu où vous vous sentirez à l'aise. Vous sentez les larmes qui montent mais vous avez peur d'être jugé ? Trouvez un moment pour faire sortir ce flot d'émotions, qu'il soit jugé légitime ou non. Etc.
- Il peut être bon de **faire appel à un thérapeute** pour vous guider dans ce travail de déconstruction de vos émotions. Il vous aidera à vous poser les bonnes questions et vous soutiendra dans cette démarche, qui n'est jamais aisée. En effet, on se conditionne malgré soi à ressentir ce qui semble juste, sans se rendre compte que, parfois, on maintient tout au fond de soi l'émotion qui veut sortir. N'oubliez pas que le corps parle, car c'est lui qui traverse l'émotion pour que le psychisme puisse l'accueillir. La thérapie psychocorporelle, la sophrologie et l'EMDR, en particulier, peuvent alors être d'une grande aide.

Vous avez envie d'évoluer ? Bravo ! Maintenant, n'oubliez pas que vous êtes deux dans votre couple et que chacun de vous a sa propre temporalité. Que vous soyez tous les deux atypiques ou non, il est normal que la déconstruction ne se fasse pas à la même vitesse ou sur le même sujet. Il faut aussi accepter parfois que l'autre ne veuille

* Référence à *Matrix*, de Lilly et Lana Wachowski (2007).

pas faire ce chemin de déconstruction avec vous, car cela peut être très angoissant pour lui, voire destructeur. Il risque alors de faire un bond en arrière très violent, et pour cause : quand nous perdons nos repères, comme c'est le cas dans cette démarche, il est parfois plus rassurant de se raccrocher (avec force) à ce qui fait office de référence, le conformisme ! Votre partenaire peut très bien vous en vouloir, vous reprocher vos changements et être encore plus intransigeant qu'auparavant. Veillez donc à lui laisser du temps, en gardant à l'esprit que tous les couples vivent des moments difficiles, et c'est bien normal puisque nous évoluons sans cesse. Ainsi, deux êtres en constante évolution vont forcément donner un couple en constante évolution... et c'est une bonne chose !

PRÉSERVER SA SINGULARITÉ : UNE ENTREPRISE BIEN DIFFICILE !

Aussi difficile que cela puisse sembler, ce travail introspectif et de déconstruction vous aidera à sortir des carcans genrés et émotionnels, et à trouver votre juste milieu entre singularité et conformisme. Pour cela, encore faut-il savoir comment préserver toute la singularité de son atypie sans pour autant se sentir obligé de se conformer. Là encore, la démarche est complexe, car même la recherche de la singularité se frotte à des injonctions sociales : l'autonomie et le bonheur.

INJONCTION N° 1 : ÊTRE AUTONOME TOUT EN ÉTANT DÉPENDANT DES AUTRES

Avant tout, rappelons que la singularité renvoie à l'idée de ce qui est unique. D'un point de vue génétique et psychique, nous sommes tous uniques, mais la société actuelle demande à l'individu de se singulariser d'une autre manière : elle met en avant la liberté, c'est-à-dire l'autonomie, et ce dès l'enfance, mais toujours dans le carcan d'un conformisme qui ne convient pas aux atypiques. C'est donc paradoxal et très compliqué : « On me dit d'être moi-même, sinon on a l'impression que je suis une personne fausse ou froide, et en même temps on me demande de rester dans une norme ! »

Le psychanalyste François Duparc relève d'ailleurs que cette indépendance est devenue le moteur de notre société, au-delà même des besoins biologiques et physiologiques. Nous survalorisons les individus qui sont autonomes, que ce soit dans leur vie privée, dans la sphère familiale ou dans le milieu professionnel. Il semble important que chacun affirme sa propre liberté et ses propres valeurs. Quelques exemples très parlants ? Pour nous, voir les enfants partir tôt du foyer est une bonne chose, séparer un tout-petit de sa mère dès la naissance est normal, et laisser un nourrisson dormir dans la chambre de ses parents pendant plusieurs semaines est mal vu car, selon certaines croyances (absurdes), cela rendrait le bébé dépendant ou capricieux. On met ainsi en avant notre faculté à être indépendants les uns des autres, tout en étant dépendants de leur regard, celui qui valide notre comportement... Drôle d'ironie ! Il en est de même pour les couples atypiques, sur lesquels pèse sans cesse un paradoxe : rester soi-même, comme on l'était avant la rencontre, tout en faisant des compromis et des efforts pour satisfaire l'autre.

POURQUOI LE REGARD DE L'AUTRE EST-IL SI IMPORTANT ?

Selon le psychiatre et psychanalyste Jacques Lacan, l'enfant est fasciné par son image dès la naissance. D'abord, il prend conscience de sa propre existence en se reconnaissant en tant qu'autre dans les yeux d'autrui, puis, avec le stade du miroir, il se regarde bouger, prend conscience petit à petit qu'il est bien l'objet de ce reflet. Il atteint alors un nouveau stade : le début de sa propre représentation, mais aussi de son identité face aux autres. Le rapport à soi passe donc inévitablement par le rapport à l'autre. « Désirer, ce n'est pas désirer l'autre, mais désirer le désir de l'autre[9] », disait Lacan.

Notre société tend à mettre en avant l'indépendance comme une forme de réussite, or elle peut aussi être délétère, car ceux qui ne sont pas en capacité d'exercer cette autonomie, que cela soit temporaire ou non, se sentent dès lors dépourvus de valeur. Les atypiques sont très sensibles à cette problématique : ils ressentent les non-dits, lisent entre les lignes et sont donc plus sensibles à la pression qu'on peut exercer sur eux pour entrer dans le moule, alors même qu'ils rêvent de vivre pleinement leur singularité. Il n'est donc pas rare que les personnes que j'accompagne, en plus de subir cette pression, se sentent incomprises et aient honte de souffrir. C'est alors la double peine ! À mes yeux, il est essentiel de garder en tête qu'on peut tous un jour ne pas se sentir à la hauteur de ce qu'on attend de nous. Vous avez cette sensation que vous n'y arrivez jamais ? Vous avez tendance à penser que le problème vient de vous ? Sachez que cette situation concerne absolument tout le monde, et qu'il n'est pas légitime d'en vouloir à votre atypie. Vous n'êtes pas le problème !

INJONCTION N° 2 : TOUS HEUREUX !

Vous l'avez peut-être observé en feuilletant des magazines, en flânant dans une librairie ou en vous baladant sur certains sites internet, nous sommes soumis à une véritable injonction au bonheur, à coups de trucs, d'astuces et de bons plans pour être (enfin) heureux. C'est simple, le bonheur semble devenu obligatoire, il est en quelque sorte la nouvelle norme et, conséquence logique de cette dernière, celui qui souffre ou qui n'affiche pas son bonheur attire l'antipathie, voire la suspicion.

En tant qu'atypique, vous êtes peut-être concerné. Il est même possible que, dans votre esprit, ça soit de votre faute si vous êtes malheureux. Après tout, si vous êtes à part, si vous nourrissez votre singularité, c'est que vous ne voulez pas rentrer dans le moule ! Mais comment le pourriez-vous ? Votre besoin d'authenticité et votre quête de sens tendent à vous éloigner de cette approche consumériste du développement personnel pour aller vers votre vrai vous ! Il y a en vous comme un superhéros, qui veut sauver le monde en accord avec ses idéaux mais qui ne trouve pas d'écho dans cette société, qui paraît si superficielle...

Face à ce constat, comment réagir ? La tentation est souvent grande, là encore, de s'enfermer dans son faux self ou de faire le caméléon de crainte de souffrir inlassablement.

La seconde option est de chercher une autre voie, même si cela n'est pas aisé, et même si c'est toujours émotionnellement dense. Après tout, il faut déconstruire tout ce qu'on nous a appris, toutes nos croyances, pour faire des choix qui nous correspondent vraiment, parfois à la marge, comme le véganisme, l'unschooling, la nulliparité (le fait de ne pas avoir d'enfant), le minimalisme, l'autosuffisance, etc. Le plus dur néanmoins quand on est atypique, c'est de faire face sans cesse aux attaques extérieures et de devoir se justifier à propos de ce chemin si singulier que nous empruntons. En cause : la peur de perdre l'amour d'autrui.

“

LE TÉMOIGNAGE

de Véronique

J'ai toujours rêvé d'avoir deux enfants : un garçon et une fille. À 42 ans, toujours pas mariée et sans partenaire en vue, je me suis décidée à faire un enfant seule. Finalement, je n'ai pas eu un, mais trois enfants, seule. Des triplés ! La panique totale ! J'avais la sensation d'avoir raté quelque chose. Déjà que je n'étais pas la femme mariée que je voulais être depuis petite, la vie me mettait encore des bâtons dans les roues… M'adapter aux autres et à leurs attentes était déjà fatigant, alors quelles perspectives s'offraient à moi avec des triplés ? Je n'avais pas envie de m'ajouter davantage de pression ! Et puis, une fois la situation acceptée, j'ai adoré ! J'ai compris que ma vie était juste à mon image, elle me correspondait tellement mieux ainsi, totalement hors norme et atypique. C'était stressant, mais tellement plus épanouissant…

”

Pour être heureuse, Véronique a pris le risque de déplaire aux autres, à la société, et donc aux croyances qu'elle avait sur qui elle devait être. Pour cela, elle a dû déconstruire certaines injonctions sociales et culturelles, mais surtout se détacher du regard des autres. Quelle étape ! Être mère célibataire de trois enfants en bas âge, c'était clairement nager à contre-courant !

Pourquoi sommes-nous si attachés au regard de l'autre alors que cette dépendance nous enjoint de croire en des choix de vie qui ne nous conviennent pas ? Peut-être est-ce parce que l'autre nourrit notre ego, parce que son regard soulage notre faille narcissique, nous rassure quand nous ne sommes pas bien avec nous-mêmes. La psychanalyse explique ainsi que, dans un couple notamment, il y a comme une codépendance : il est difficile de se passer de l'autre pour s'aimer soi-même, car l'autre renvoie l'image de soi. En d'autres termes, on attend que l'autre nous aime, un peu comme s'il nous donnait la permission d'enfin nous aimer, et cela crée une sorte de dépendance à l'autre. Tout serait donc lié à ce besoin narcissique très primaire d'être aimé, d'être regardé, mais aussi de correspondre à ce qui est valorisé dans la société. Cette information est capitale pour comprendre la construction de votre couple et pouvoir le repenser autrement, selon vos besoins physiologiques et émotionnels. Malheureusement, vous ne pourrez pas faire totalement fi de cette dépendance que recherche la part de vous narcissique. Ainsi, créer un couple différent en tenant compte de vos atypies et des singularités qu'elles sous-tendent ne signifie pas forcément la fin de toutes les pressions sociales. Elles seront malheureusement toujours présentes, et même nécessaires pour remplir votre réservoir affectif. Il est important de vous laisser la liberté de penser et de repenser votre vie, mais gardez à l'esprit que celle-ci est toujours influencée par vos origines culturelles, sociales et éducatives, ainsi que par votre relation à l'autre.

SE RETROUVER HORS DES CARCANS : UNE ÉPREUVE SUPPLÉMENTAIRE

Déconstruire les stéréotypes de genre, prendre du recul sur le conformisme émotionnel, cultiver sa singularité malgré les injonctions au bonheur et à l'autonomie... Faire couple, quand on est atypiques, semble souvent être un véritable parcours du combattant. Et force est de constater que cette démarche ne laisse pas toujours ceux et celles qui l'entreprennent indemnes...

QUAND ABANDONNER SON FAUX SELF EST TROP DUR

Pour le sociologue Alain Ehrenberg, toute cette démarche visant au bonheur impose de « revenir à soi-même, à partir d'une construction de soi qui doit s'accorder aux exigences de performance et de spectaculaire[10] », or c'est éreintant (au mieux) ! Pour lui, une dépression de la « pathologie de la responsabilité » peut apparaître dans ce contexte, car la personne se sent en dessous de l'entreprise de l'initiative individuelle et de la responsabilité, lasse de devoir en permanence tenter de devenir elle-même, exprimant de la sorte un sentiment d'insuffisance... alors qu'elle conscientise le fait que la totale liberté n'est qu'un mirage !

C'est là une idée centrale dans la dépression des personnes atypiques, malheureusement très peu développée par les professionnels de l'écoute. Pourtant, une fois passée la douloureuse étape de l'abandon de leur faux self, les hypersensibles se rendent souvent compte qu'il va être difficile de savoir, indépendamment de toute pression, qui ils sont. Cette prise de conscience peut même pousser certains d'entre eux à tourner les talons et à faire, une fois de plus, le caméléon.

Le hic, c'est que ce demi-tour n'est pas sans conséquence : ils ont avancé sur la compréhension de qui ils sont vraiment, mais ils ne savent pas encore utiliser ces nouvelles connaissances. Cela peut entraîner une dépréciation personnelle, voire une dépression, d'où le constat : « À quoi bon ? ! » Plus que n'importe qui d'autre, les atypiques ont besoin d'une énergie monumentale pour se trouver, pour aller au bout de leurs valeurs, de leurs convictions, pour lutter contre le regard et l'incompréhension d'autrui... Cette énergie qu'il leur faut, ils ne l'ont pas toujours, ou ils ne l'ont plus tout court !

Dans ces cas-là, faire couple différemment est difficile : comment ne pas se sentir bloqués, au pied du mur ? Si vous en arrivez à ce stade (et ce sera là un parcours incroyable qui aura été accompli), vos atypies vous sembleront peut-être bien lourdes à porter. Vous pourrez sentir au fond de vous que vous devez repenser votre couple, sans réellement savoir comment vous y prendre. Malheureusement, cela arrive souvent, et il n'y a pas plus désagréable et inconfortable que ces périodes de vie où nous voyons ce qui ne va pas, où nous imaginons comment ça devrait être, mais où nous ne savons pas encore comment et quand les changements arriveront. Si vous êtes dans cette phase, sachez que seul le temps est votre allié : il n'y a pas de recette magique, la déconstruction prend du temps et, comme un bâtiment qui viendrait à être détruit, il faut d'abord faire le ménage avant de construire un nouveau bâtiment.

En cherchant à vous détacher du regard de l'autre, à affirmer votre singularité, vous pouvez être exposé à un inconvénient de taille dans cette quête d'autonomie : l'isolement, le rejet, l'incompréhension des personnes neurotypiques, mais aussi des atypiques qui n'en sont pas au même stade de déconstruction... et donc de votre partenaire de vie. Cela peut malheureusement mettre en péril votre vie conjugale. En effet, l'évolution du couple étant soumise à l'évolution des individus qui le composent, il est évident qu'il est lui-même en constante évolution, amenant sans cesse des remaniements. Certaines personnes suggèrent dès lors que former un couple toute sa vie est impossible, que les notions mêmes de fidélité et de monogamie sont impossibles. Ce n'est pas mon point de vue. Faire de son cas personnel une généralité, dans un sens comme dans l'autre, c'est justement rester soumis au conformisme. On aimerait penser qu'il y a une seule façon de fonctionner tout en gardant sa part d'individualité, mais en réalité cela demande de nous interroger sur nos attentes, et donc nos besoins, vis-à-vis de notre couple : indépendamment de nos craintes et de nos conditionnements, qu'attendons-nous de l'autre ? De quoi avons-nous réellement besoin dans notre relation ?

FAIRE UN RESET DE VOTRE COUPLE... SANS VOUS FAIRE VIOLENCE !

En bref, il ne tient qu'à vous de déconstruire au maximum les idées que vous vous faites du couple afin d'en construire un qui vous corresponde et puisse répondre à vos valeurs, à vos besoins et à vos attentes. Pour cela, n'hésitez pas à remettre en question tous les carcans identifiés au cours des pages précédentes, et à repenser la notion de singularité. En effet, s'il est essentiel de vouloir être vous-même dans votre couple, il ne faut pas que cette quête se fasse à n'importe quel prix, en répondant à l'injonction de s'épanouir à tout prix en étant soi. Parfois, le développement personnel peut nous faire culpabiliser de ne pas avoir dans la vie de passion ou de but concret, qui ferait de nous des personnes uniques et heureuses. Veillez donc à prendre un peu de recul : vous n'avez aucunement l'obligation de vous détacher d'une norme. Cela peut être très confortable d'y être un petit moment. Ainsi, même si faire couple passe souvent par un reset total, prenez votre temps !

QUELQUES PISTES DE RÉFLEXION POUR REPENSER VOTRE COUPLE...

Bien sûr, je ne saurais vous dire quel rôle ou quel genre adopter au sein de votre couple, et je ne souhaite en aucune façon vous influencer vers une et une seule réflexion. Pour autant, il me semble essentiel que vous vous posiez les questions suivantes, en couple, et que vous en parliez à cœur ouvert entre vous pour faire émerger les problématiques susceptibles de vous empêcher de vous épanouir ensemble sur le long terme.

- Est-ce que je me sens obligé, de par mon genre, d'effectuer certaines tâches ou d'adopter certains rôles au sein du couple ou de la famille ? Pourquoi ?

- Est-ce que j'attends de mon partenaire qu'il fasse certaines tâches au sein du couple ou de la famille en raison de son genre ? Pourquoi ?
- Est-ce que je pense que l'on peut faire changer les choses, et si oui, comment ?
- Est-ce que mon idéal de couple provient d'un modèle reçu dans mon enfance ?
- Quels souvenirs ai-je de mes premières amours ? D'aussi loin qu'elles remontent, est-ce que j'en porte encore les cicatrices ?
- Ai-je peur de tout remettre en question par crainte d'être jugé par mon partenaire ?
- Ai-je peur de déconstruire certaines idées reçues par crainte que mon partenaire ne soit pas en phase avec mes nouvelles envies ou idées ?
- Ai-je plus peur d'être seul que d'être malheureux en couple ?
- Ai-je besoin de l'amour de l'autre pour m'aimer ?
- Est-ce que j'aime mon partenaire pour ce qu'il est ou par besoin d'aimer et d'être aimé (et donc pour ce qu'il représente) ?

Bien souvent ces questions amènent des remaniements, surtout dans les couples atypiques. Ce sera peut-être le cas pour vous et votre partenaire, et c'est bien normal : comme nombre d'atypiques, vous avez sûrement l'envie naturelle de repenser les choses et de les digérer à votre manière. Aussi difficile soit-il, ce reset vous libérera d'un poids dont vous n'aviez peut-être pas conscience avant de mener ces réflexions. Vous verrez : il y a fort à parier que votre vie conjugale, votre vie familiale et votre vie sexuelle évolueront dès lors très positivement, et que conflits et désaccords seront de plus en plus rares.

Ce qu'il faut retenir

- Le couple n'est pas spontané. Il relève bel et bien d'une construction et d'ajustements entre deux individus, qu'ils soient neuro-atypiques ou non. De plus, chacun a sa propre construction : il y a autant de manières de faire couple que d'individus. Vous n'êtes pas obligé de rentrer dans le moule du couple classique !
- Pour rencontrer la personne qui vous aimera pour ce que vous êtes, avec votre sensibilité, il est important d'être à l'aise avec vous-même et avec cette dernière, de savoir quels sont vos attentes et vos besoins dans le couple. Il est aussi essentiel de connaître vos valeurs, car c'est en étant en phase avec elles que vous pourrez être heureux dans votre vie et dans votre couple.
- Notre manière de faire couple est influencée par notre éducation, notre culture, notre mode de vie, mais aussi par certaines croyances sur le genre et sur nos émotions. Pour vous épanouir dans un couple qui vous ressemble, il est important de remettre en question toutes ces convictions. Votre objectif : sortir des carcans qui ne conviennent pas aux atypiques pour construire un couple authentique, sans masque !

Chapitre 3

Comment vous épanouir dans votre couple atypique ?

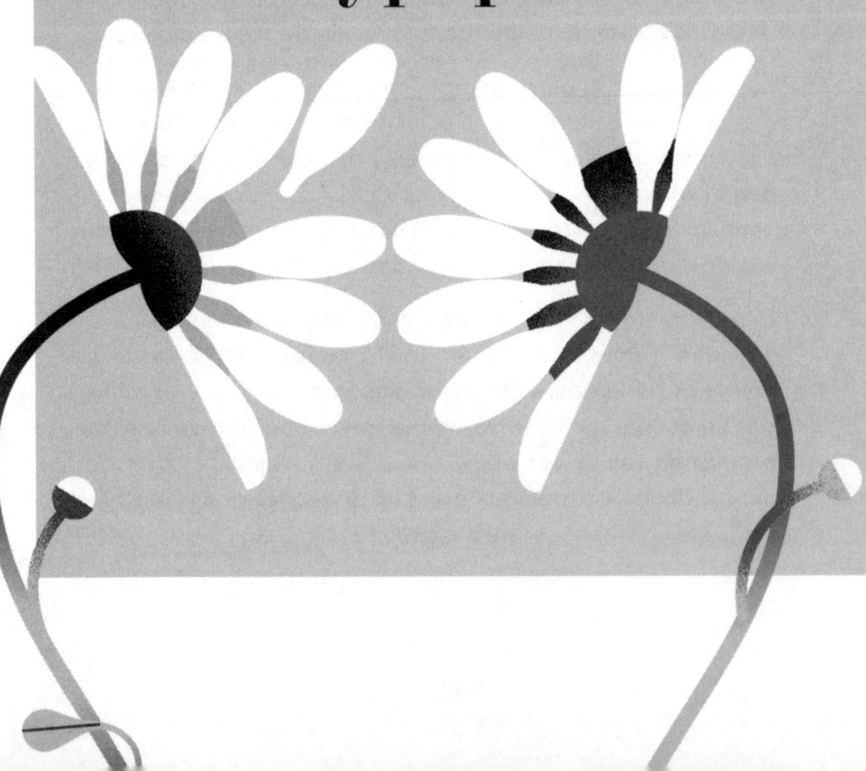

« Aimer être ce que je suis… quand je suis avec l'autre. »

Jacques Salomé, *L'Amour et ses chemins*

Il n'y a pas de recette miracle pour un couple qui marche… En revanche, certains ingrédients peuvent apporter une saveur toute particulière au quotidien et faire en sorte que ce dernier soit plus serein et épanoui. Au menu, une communication fluide, une complicité à toute épreuve et une sexualité qui vous ressemble. S'ils sont essentiels pour tous les couples, ces éléments revêtent une importance toute particulière quand l'atypie est de la partie. Vos besoins et votre expérience du quotidien ne sont pas les mêmes que ceux des couples neurotypiques, d'où l'importance d'adapter ces agréments pour vous (et à vos goûts) !

Une communication fluide

Le quotidien d'un couple n'est jamais un long fleuve tranquille. Ce qui coulait de source un jour (la complicité, l'entente, la tendresse...) peut évoluer le lendemain. C'est normal : nous changeons chaque jour, et notre couple aussi. C'est pourquoi, pour renforcer ce qui nous a longtemps liés et pour évoluer ensemble, il faut avant tout savoir communiquer, a fortiori quand nous sommes hypersensibles. En effet, les mots ont une importance fondamentale pour les atypiques, et beaucoup y prêtent une attention toute particulière.

À ce sujet, je me souviens d'un couple, dont la femme, Maria, était polonaise. Elle parlait très bien le français, mais n'avait pas la même aisance que dans sa langue maternelle, en particulier lorsque les émotions s'en mêlaient. Elle avait alors du mal à trouver les mots justes, et ce qu'elle disait à son mari était rarement à l'image de ce qu'elle avait en tête, ce qui la frustrait terriblement. Je lui ai alors proposé de parler en polonais, car, même si son partenaire ne pouvait pas tout comprendre, cela permettait à Maria de formuler son propos avec plus de justesse, avant de le traduire une fois le coup de l'émotion passé.

En effet, l'émotion sortant avec les premiers mots, nous sommes en général soulagés une fois qu'elle a été verbalisée, et pouvons alors nous poser pour communiquer. C'est indispensable, surtout pour les atypiques, pour qui la communication doit se faire avec le plus de justesse possible, sans masque ou artifice, afin de répondre à leur besoin d'authenticité. C'est le cœur qui parle...

LES BASES D'UNE BONNE COMMUNICATION

Avant même d'aider les couples que j'accompagne en leur transmettant des outils de communication, je veille à leur rappeler qu'une communication fluide n'est possible que s'ils acceptent les différences et les particularités de chacun, s'ils sont vraiment eux-mêmes et s'ils se mettent à la place de l'autre de temps en temps.

ACCEPTER LES DIFFÉRENCES, MÊME DANS LE « TROP »

En tant qu'atypique, vous en avez peut-être déjà fait le constat : la vie de couple n'est pas facile quand vous paraissez être « trop tout » ou que votre personnalité est un superlatif à elle seule !

Si vous semblez parfois trop susceptible, trop « prise de tête », trop têtu, trop sérieux, vous êtes aussi sûrement trop passionné, trop aimant, trop généreux, trop engagé, trop loyal, etc. Cette tendance à tout vivre intensément peut rendre difficile la communication dans votre couple. L'échange peut alors virer au combat de boxe, où l'essentiel n'est plus d'échanger sur des points de vue différents, mais de vous convaincre à tout prix. Ce rapport de force, vous en avez sûrement horreur, comme bien d'autres hypersensibles ; le stress monte, vous perdez vos mots, vous bafouillez et, finalement, vous bottez en touche pour éviter le conflit !

S'ils peuvent porter préjudice au couple quand ils s'installent, les rapports de force ne sont heureusement pas une fatalité. Il suffit pour cela d'admettre que chacun a le droit de s'exprimer ou d'agir librement dans son couple, sans interprétation ni jugement. Plus facile à dire qu'à faire... Pour y parvenir, commencez par apprendre à accepter les différences de votre partenaire, même si vous ne comprenez pas toujours pourquoi il pense comme cela ou agit comme il l'a fait !

ÊTRE VRAIMENT SOI (ENFIN) !

De crainte d'être vous-même, il vous est peut-être arrivé de mettre un masque (le faux self) pour vous protéger, surtout en début de relation. Par la suite, vous vous êtes petit à petit dévoilé, tout en prenant garde à bien vite vous rhabiller ou à fuir si vous ne sentiez pas l'autre bienveillant à votre égard. Désormais, vous envisagez mieux le fait que votre plein épanouissement, en tant que personne hautement sensible, ne peut se faire que lorsque vous êtes vous-même, sans artifices et sans peur du jugement.

Pour que votre couple dure et perdure, il faut satisfaire ce besoin d'authenticité, et ainsi pouvoir vous laisser aller à être juste vous, tout en laissant à l'autre la possibilité de l'être aussi. D'ailleurs, les deux bien souvent sont liés : lorsqu'on se bride soi-même, c'est parce qu'on veut inconsciemment que l'autre soit dans la retenue. Vous redoutez de vous laisser aller, un peu comme si vous alliez lâcher les chevaux et n'avoir plus aucun contrôle sur rien, alors que vous êtes naturellement très empathique et réfléchi ! C'est lorsque vous essayez à tout prix de vous adapter à l'autre que vous finissez par être maladroit, voire irrespectueux.

Le mieux à faire, c'est donc d'assumer qui vous êtes ! Entièrement, en totalité, et de laisser la graine germer chez l'autre.

Rappelez-vous : ne pas être vous-même est la pire punition que vous puissiez vous infliger, car cela signifie que vous ne vivez pas pour vous, mais pour les autres, et qu'il vous est dès lors impossible d'être pleinement heureux !

“

LE TÉMOIGNAGE

de Sylvia

Il nous arrive parfois de ne pas nous parler pendant des semaines. Pas parce qu'on se fait la gueule, non, juste parce que chacun de nous est totalement concentré sur ses passions. Moi, je bosse dans l'aérospatial et elle est comédienne. Elle rentre totalement dans ses rôles, ce qui peut être un peu déstabilisant, mais cela correspond bien à mon syndrome d'Asperger. J'en profite pour me focaliser à 100 % sur mon travail. Au départ, nous pensions que nous n'étions pas normales. Après tout, aucun couple autour de nous ne se comportait ainsi. On a tenté de faire autrement pendant des années, quitte à nous rendre malheureuses. On a failli se séparer, et puis la médiation nous a permis de nous révéler et de mettre des mots sur ce dont nous avions vraiment envie et besoin. Depuis, nous avons trouvé notre façon de faire couple, et c'est juste parfait. Finalement, avec qui d'autre pourrais-je être autant moi ? Personne.

”

SE METTRE À LA PLACE DE L'AUTRE EN RÉGLANT BIEN SES ANTENNES

Il vous arrive de ressentir qu'une personne ne va pas bien alors qu'elle ne fait que traverser la pièce ? Vous discernez quand quelqu'un ne vous aime pas alors qu'il n'a rien laissé paraître ? Vous êtes envahi par un sentiment de bonheur immense devant un beau coucher de soleil ou quand vous entendez rire votre enfant ? Si vous avez répondu oui, vous avez probablement des antennes !

Ces antennes, comme j'aime à les appeler, sont en réalité votre intelligence émotionnelle. C'est elle qui vous permet de capter les émotions des autres, leur humeur, voire leurs pensées, un peu comme si vous lisiez entre les lignes. Résultat, vous avez parfois l'impression de venir d'une autre planète, mais vous avez aussi un véritable don d'empathie. Le problème, c'est que chez vous, comme chez bien d'autres personnes hautement sensibles, ces fameuses antennes sont parfois encombrantes, trop développées, ce qui peut être très délicat dans le couple ! Pas facile de capter sans cesse les émotions de l'autre, surtout quand on a déjà les nôtres à accompagner (et non à gérer) ! Malheureusement, l'intelligence émotionnelle ne vient pas avec son bouton off, et vous vous retrouvez parfois plongé dans des situations délicates que les personnes atypiques connaissent très (trop) bien. Voici un exemple que nombre d'entre vous doivent connaître : un hypersensible sent que son partenaire ne va pas bien, il lui demande ce qu'il a et ne reçoit en retour qu'un cinglant « Je vais très bien, je ne vois pas ce qui te fait dire ça ». Rien qu'en posant la question, il a mis de l'huile sur le feu, mais il a insisté parce que ses antennes lui disaient que ça n'allait pas et qu'il voulait être là pour aider et soutenir son partenaire... sauf que ce dernier a le droit de refuser l'aide proposée et peut être fatigué par ces antennes qui cherchent sans cesse à détecter la moindre émotion !

Et c'est sans compter les cas où chaque membre du couple a une intelligence émotionnelle exacerbée. Ainsi, si vous êtes en couple avec un autre atypique, il a peut-être ressenti votre agacement face à ses antennes, ce qui a eu pour effet d'accroître sa frustration (c'est le fameux effet des neurones miroirs, voir p. 27)... In fine, les tensions se multiplient deux fois plus vite !

C'est justement parce que vos antennes ne peuvent pas être débranchées qu'il est important d'apprendre à bien communiquer, histoire d'éviter les disputes, les frustrations et les agacements en tout genre... Pour moi, l'outil idéal à cette fin est la communication non violente.

COMMENT METTRE EN PLACE UNE COMMUNICATION FLUIDE ?

LA COMMUNICATION, QUÉSACO ?

Avant d'aborder la question de la communication non violente, un petit rappel... La communication regroupe des bruits, des sons, des gestes, des soupirs, mais aussi des silences (parfois plus efficaces qu'un grand monologue), qui permettent de faire passer une idée, une pensée ou une émotion à notre interlocuteur de manière qu'il puisse nous comprendre et, éventuellement, nous répondre. Au final, savoir communiquer est essentiel. Il suffit d'aller dans un pays où l'on ne parle pas la langue pour comprendre à quel point le manque de communication peut se révéler handicapant. Dans une relation, c'est un peu la même chose : sans communication, des quiproquos s'installent très vite, et finissent par se transformer en un énorme tsunami que le couple n'avait pas vu venir. En d'autres mots, communiquer, c'est sortir les bouées !

La culture occidentale tend à survaloriser la compétition. Si certains peuvent considérer cela comme une bonne chose, je constate que cette culture s'accompagne aussi de jugement, d'exigence et de pensée moraliste à propos de ce qui est « bon » et de ce qui est « mauvais ». Au mieux, ces conditionnements peuvent conduire à une mauvaise compréhension des autres ; au pire, ils peuvent générer de la colère, de la frustration ou même de la violence. Une communication de qualité entre soi et les autres, qui évite la violence et les comportements excessifs, est une des compétences des plus précieuses.

LA CNV : UN OUTIL PRÉCIEUX POUR SATISFAIRE VOTRE BESOIN DE CONNEXION

Cette idée, mise en avant par le fondateur de la communication non violente (CNV), le psychologue américain Marshall Rosenberg[1], est particulièrement intéressante si vous êtes atypique et en couple, car c'est en communiquant que vous pourrez satisfaire votre besoin de connexion à l'autre, sentir que vous vous comprenez et être vous-même.

Pour communiquer de manière sereine et bienveillante, j'engage souvent les couples que j'accompagne à adopter la CNV. Les bases ?

- **La bienveillance et la communication sont innées... mais pas immuables.** Un bébé naît avec l'envie de communiquer avec transparence et honnêteté, sans impératifs de réciprocité. Malheureusement, nous perdons rapidement cette intention de nous exprimer sans attentes, et nous voyons la communication seulement comme un outil. La communication non violente (ou bienveillante) doit donc se « réapprendre ».
- **La CNV se base sur l'expression de nos besoins, et non de nos envies.** Parler de ses besoins permet d'ouvrir le champ des solutions, tandis que bloquer sur une envie peut mener à beaucoup de frustrations. Reste à savoir les différencier (voir p. 153)
- **La CNV se base aussi sur l'écoute des besoins de l'autre.** Cette écoute est toujours active et bienveillante : je comprends et je respecte l'autre dans sa différence, et donc dans ses besoins propres (voir p. 31).

- **La CNV implique de ne pas prendre les choses personnellement,** mais de les conceptualiser et d'utiliser la reformulation pour se rendre compte que l'autre ne décrit pas LA vérité, mais SA vérité. Par exemple, si votre partenaire vous dit qu'il est agacé, inutile de vous sentir visé, et ce même s'il utilise le « tu qui tue », comme « Tu m'agaces ». Certes, c'est désagréable, mais ce n'est pas vous qui l'agacez, c'est la situation, ou ce qu'il transfère sur votre attitude, et l'impact que cela a sur lui. Une petite nuance qui a une grande importance...
- **La CNV permet de ne pas rendre l'autre responsable,** à condition de parler en votre nom et de vos propres besoins. Quand « Tu m'agaces » devient « Je me sens agacé par cette situation », cela permet d'ouvrir le dialogue et non d'accabler l'autre.
- **La CNV invite à faire preuve d'empathie,** d'autant d'empathie que vous aimeriez en recevoir de la part de votre partenaire ! Parfois, on ne sait pas pourquoi on ne va pas bien, pourquoi telle ou telle chose nous énerve. C'est normal, et la raison importe peu, finalement. Le plus important, c'est de comprendre que l'autre n'est pas dans de bonnes dispositions pour communiquer.
- **La CNV nous apprend à prendre notre temps !** Grâce à elle, vous apprendrez à proposer à l'autre des moments pour discuter des sujets sensibles, sans les imposer, quitte à décaler l'échange dans le temps. Il vaut mieux attendre un peu pour avoir une conversation apaisée que de le faire vite sous le coup des émotions.

SOCRATE ET SES TROIS PASSOIRES

La CNV ne date pas d'hier, comme le rappelle l'histoire de Socrate… qui vous semblera peut-être ressembler étrangement à l'exercice suivant !

Le philosophe grec Socrate se serait fait interpeller par un individu qui se proposait de lui raconter une histoire à propos d'un de ses amis. Avant de lui accorder plus d'attention, Socrate l'aurait invité à filtrer son histoire à travers trois passoires afin de déterminer si celle-ci méritait ou non d'être entendue.

– Avant de raconter toutes sortes de choses sur les autres, lui aurait dit le philosophe, il est bon de prendre le temps de filtrer ce que l'on aimerait dire. La première passoire est celle de la VÉRITÉ. As-tu vérifié que ce que tu veux me raconter est vrai ?
– Non, pas vraiment, je n'ai pas vu la chose moi-même, je l'ai seulement entendu dire.
– Très bien ! Tu ne sais donc pas si c'est la vérité. Maintenant, essayons de filtrer autrement, en utilisant une deuxième passoire, celle de la BONTÉ. Ce que tu veux m'apprendre sur mon ami, est-ce quelque chose de BIEN ?
– Ah, non ! Au contraire !
– Donc, aurait continué Socrate, tu veux me raconter de mauvaises choses sur lui et tu n'es pas sûr qu'elles soient vraies. Ce n'est pas très prometteur ! Mais tu peux encore passer le test, car il reste une passoire : celle de l'UTILITÉ. Est-il utile que tu m'apprennes ce que mon ami aurait fait ?
– Utile ? Non, pas vraiment, je ne crois pas que ce soit utile.
– Alors, conclut Socrate, si ce que tu as à me raconter n'est ni vrai, ni bien, ni utile, pourquoi vouloir me le dire ?

J'aime partager le récit des trois passoires avec les couples que j'accompagne, car il nous engage à une chose : nous souvenir de l'essentiel ! Les personnes hautement sensibles ont cette propension à remarquer les petites choses du quotidien qui rendent heureux, comme un arc-en-ciel, mais aussi à voir la petite tache, le minuscule défaut, la part sombre d'une situation. La routine, le temps, les responsabilités, la charge mentale, le quotidien dense avec les enfants, les inévitables journées difficiles que la vie nous fait parfois endurer... tout cela peut leur faire perdre de vue l'essentiel.

TROIS EXERCICES POUR METTRE LA CNV EN PRATIQUE

1. Faites le tri !

Pour vous lancer dans la communication non violente en douceur, commencez simplement par ce petit exercice. Son objectif : faire le tri dans ce que vous dites à votre partenaire !

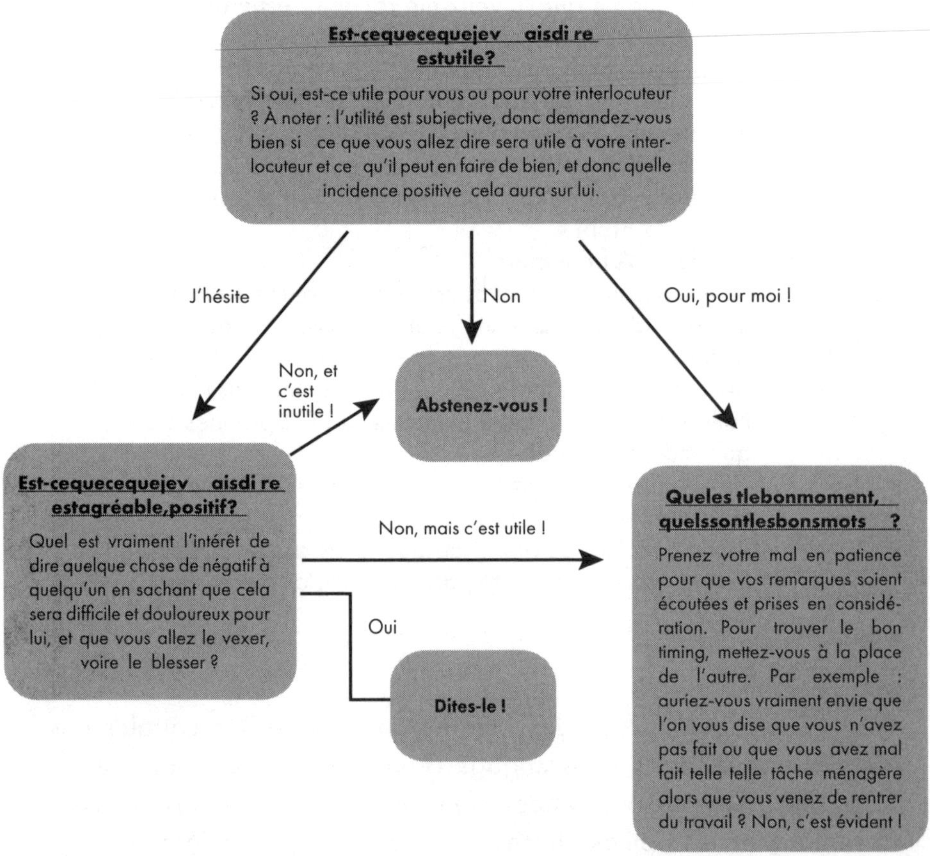

Pour résumer, si ce que vous vous apprêtez à dire à votre partenaire n'est ni utile ni gentil, abstenez-vous ! Et si c'est utile, mais désagréable, mettez-vous à sa place et prenez le temps de trouver le bon moment et les bons mots. Vous développerez un peu plus encore votre capacité d'empathie, une vraie compétence dans votre vie conjugale (notamment), car la base de toute communication bienveillante est l'empathie.

2. Recentrez-vous sur l'essentiel

En parallèle de l'exercice du tri, veillez à faire un bilan : regardez ce que vous avez parcouru ensemble jusque-là et la chance que vous avez d'être encore tous les deux, ensemble, d'avoir peut-être même des enfants, une famille. Ce sourire, ce rire, cette main, ce regard et ce moment... Qu'est-ce qui est essentiel dans votre vie ? Tentez de passer plus de temps pour le voir, pour l'apprécier, voire pour le créer. Ensuite, accordez-vous un moment pour vous dire « Je t'aime », par exemple. Utilisez cette incroyable faculté qu'ont les personnes atypiques à voir le beau partout !

Ces mots, cette émotion sincère et profonde, vous ne les offrirez jamais assez. Il vous arrivera peut-être de ne plus vraiment les entendre tant vous serez installés dans la routine du quotidien, mais il sera toujours temps de vous le dire, de le recevoir. Arrivera un jour, dans longtemps je l'espère, où la vie vous séparera et où vous n'aurez plus l'occasion d'offrir à l'autre ces simples mots : « Je t'aime. » À ce moment-là, toutes vos disputes, vos conflits et vos différences vous paraîtront tellement loin et sans importance... Seul restera le souvenir de la personne aimée, et peut-être le regret de ne pas lui avoir dit assez souvent ces petites choses qui viennent du cœur. Alors, aujourd'hui et pour le reste de votre vie, épargnez-vous ce regret. Dites-vous « Je t'aime » de toutes les façons qui existent... et libre à vous d'en inventer de nouvelles !

3. Déconstruire avec bienveillance

Cet exercice vous permettra de passer à la phase importante de la déconstruction (de votre éducation, de vos idées reçues sur le couple, de la culture dans laquelle vous avez grandi, etc.), et ainsi de dire au revoir à votre passé, voire à une partie de ce que vous étiez avant, mais qui vous empêchait d'être vraiment vous-même.

Par exemple, si la problématique de l'argent revient régulièrement dans votre couple, il serait intéressant de savoir comment vos parents géraient le budget familial. Qui travaillait ? Qui rapportait la majorité de l'argent ? Qui payait quoi et comment ? Qui prenait la décision des grandes dépenses ?...

Chacun à votre tour, parlez de votre enfance, de l'éducation que vous avez reçue, du schéma conjugal qui régnait à la maison, de l'idée que vous vous faisiez du couple et de la vie de famille...

Prenez un moment pour en discuter, mais pour une fois ne le faites pas face à face, mais de manière interposée. Par exemple, mettez votre histoire par écrit dans une lettre, partagez-la par message vocal ou même par vidéo, etc. Cela vous permettra d'être dans une plus grande introspection personnelle, sans être gêné par le regard ou les possibles interruptions de l'autre. Cet exercice de communication est donc aussi autothérapeutique. Même si ce sont des sujets dont vous avez déjà parlé à maintes reprises, le fait de les aborder sans communication directe apporte souvent un nouvel angle, et même une nouvelle intimité dans les confidences.

Votre partenaire, quant à lui, doit simplement écouter. Ensuite, si vous l'y invitez, il peut vous proposer des pistes de réflexion, sans jugement, vous interroger à nouveau sur votre histoire. À vous ensuite de prendre de la distance, d'apprendre à pardonner, notamment pour vous-même. Le passé reste le passé. À chacun de vous d'en prendre le meilleur et de vous construire un présent et un avenir qui vous conviennent. Bien sûr, vous restez maître de ce que vous avez envie de livrer ou non : le but n'est pas de raviver la douleur de certaines expériences, mais plutôt de vous distancier de celles-ci. À noter : si cet exercice vous renvoie à des traumatismes de l'enfance, il peut être intéressant d'en parler avec un thérapeute, car votre couple aura des difficultés à se construire sur un terrain encore bien miné...

Ensuite, inversez les rôles. N'hésitez pas à déconstruire tout ce que vous pensiez ne jamais pouvoir changer. N'hésitez pas à sortir des cadres sociaux, moraux et éducatifs qui vous rassuraient à l'époque, mais qui aujourd'hui vous emprisonnent l'un et l'autre.

LES LIMITES DE LA COMMUNICATION BIENVEILLANTE

Beaucoup d'hypersensibles me disent qu'il leur est difficile de mettre en place la CNV car, malgré tous leurs efforts, ils font face à des personnes qui refusent de la pratiquer et qui ont un comportement agressif... ce qui bien sûr réduit tous leurs efforts à néant. Quand c'est le cas, ils se sentent malmenés, ils ont l'impression d'être faibles, vulnérables et totalement contraints d'abandonner la communication non violente. Je n'hésite pas alors à les rassurer : la CNV n'est pas magique, et il y a bien évidemment des situations qui ne peuvent être résolues avec cet outil.

- D'abord, **lorsqu'un des deux partenaires fait preuve de mauvaise foi, la CNV est forcément inutile,** car le but ici n'est clairement pas de communiquer, dans le sens noble du terme, mais plutôt de gagner à tout prix. La communication n'est pas une compétition, mais plutôt une ouverture de l'âme où l'on se parle à cœur ouvert.
- Ensuite, **certaines personnes peuvent détourner la CNV à des fins manipulatrices.** C'est notamment le cas des pervers narcissiques (voir p. 174).
- Enfin, **il ne faut pas sous-évaluer la difficulté qu'il y a à être toujours bienveillant,** car il n'est pas aisé d'être toujours à l'écoute de l'autre et emphatique, et c'est humain !

EN FINIR AVEC LA CULPABILISATION POUR MIEUX COMMUNIQUER !

S'il y a bien un message que je voudrais faire passer ici, c'est que le fait de culpabiliser ne fera pas de vous une meilleure personne !

Parfois très développé chez les hypersensibles, le réflexe de la culpabilité vient bien souvent de notre propre éducation. Lorsque vous étiez jeune, souvenez-vous, on a sûrement cherché à bien vous faire comprendre ce qui relevait du bien et ce qui était mal. Bien sûr, il était normal que les adultes nous apprennent à faire cette distinction, mais certains insistaient fortement sur l'ampleur des erreurs commises. Cette éducation « à l'ancienne », que nous sommes nombreux à avoir eue, n'était pas dépourvue de violences éducatives ordinaires, c'est-à-dire de punitions, de paroles blessantes, d'humiliations ou d'actes de violence physique (fessées, gifles, etc.). Le sentiment de culpabilité ne pouvait alors qu'apparaître. Il a même été considéré comme étant le signe que vous aviez compris cette fameuse distinction entre le bien et le mal. Malheureusement, si culpabiliser n'aide pas à trouver des solutions, cela a un fort impact sur la confiance et sur l'estime de soi, en particulier chez les personnes hypersensibles : il absorbe beaucoup de leur énergie et contribue fortement à leur fatigue émotionnelle. Heureusement que la tendance est désormais à une éducation plus bienveillante !

PROGRAMMÉS À CULPABILISER ?

“

LE TÉMOIGNAGE
de Yasmina

Il m'arrive souvent de m'énerver et de mal parler aux personnes, à mes enfants, à mes amis ou à mon mari. Après, je culpabilise, bien sûr. Je me sens mal, j'ai honte. J'ai tellement honte de moi que je ne peux même plus parler, je ne peux même pas m'excuser. Quand j'adopte cette attitude, on croit que je suis têtue et que je ne me remets pas en question, mais c'est faux. Je ne fais que ça, tout le temps, et cela m'épuise ! Je passe ainsi mon temps à culpabiliser de tout, tout le temps, même d'être moi… ce qui me rend encore plus susceptible et agacée. C'est un cercle vicieux !

”

Si Yasmina est bloquée dans ce cercle vicieux, c'est parce qu'on ne lui a proposé qu'une seule manière de réagir face à des comportements qui sont jugés comme socialement inacceptables. On lui a fait comprendre qu'il fallait qu'elle change en la culpabilisant, c'est donc devenu un réflexe qui pourrait se résumer à ce schéma : je fais quelque chose qu'il ne faut pas (crier sur quelqu'un) → ce n'est pas bien → je me sens mal, je culpabilise → ce sentiment est si désagréable que je change mon comportement.

Comme on le voit dans ce témoignage, la conséquence pour Yasmina est plutôt un repli sur elle-même, au point que son comportement est interprété négativement par ses proches. Pour d'autres, cette tendance à la culpabilisation passera plutôt par une autoflagellation, qui leur fera perdre confiance en eux ou dans la relation. Et si je vous disais que le problème n'est pas la finalité (le changement de comportement), mais bien l'étape de la culpabilisation ? Si je vous expliquais que tout cela n'est rien d'autre que du conditionnement, et donc qu'il est possible de changer un comportement et de vous améliorer sans passer obligatoirement par la case culpabilité ?

Essayez de réfléchir à cette question : quand vous étiez enfant, comment vous a-t-on fait comprendre que vous aviez mal agi ? Les adultes autour de vous employaient-ils des formules du type « C'est mal, ce que tu as fait », « Ce n'est pas bien, regarde les conséquences », « Et maintenant, tu vas faire quoi ? » ? Vous ont-ils fait « comprendre » que vous aviez mal agi en vous mettant au coin, en vous faisant du chantage ou même en vous donnant une fessée ? Si c'est le cas, il y a de fortes chances pour que vous ayez grandi avec une forme de culpabilisation ! Rassurez-vous, vous n'êtes pas seul !

Aujourd'hui bien sûr, vous n'allez plus au coin, mais vous considérez peut-être encore la culpabilisation comme un gage de bonne moralité. Il peut être bon, à ce stade, de décrypter vos attitudes en couple à travers ce prisme. Est-ce vraiment la culpabilisation qui vous a fait changer ? N'est-ce pas plutôt l'envie de changer ou l'empathie, l'amour, la compassion pour l'autre qui vous ont fait évoluer ?

La culpabilisation n'est en aucun cas un moteur de changement. Le croire génère des relations malsaines, où un conjoint n'a de cesse d'utiliser ce sentiment pour faire plier l'autre. Cela devient un outil de chantage, bien loin donc des préconisations de la communication non violente.

De plus, les partenaires qui se servent de la culpabilisation pour expier leurs fautes, pour s'excuser, pour se sentir mieux, sont nombreux... et n'hésitent pas à recommencer. Je pense notamment ici au cercle vicieux des violences conjugales.

CHANGER DE REGARD SUR LA CULPABILISATION

Au final, cette culture du « il faut en baver pour réussir » ou « il faut souffrir pour être belle », quand ce n'est pas « il faut savoir se mettre un coup de pied aux fesses pour avancer », a selon moi un arrière-goût moyenâgeux quand on s'intéresse vraiment à la bienveillance. De plus, elle est totalement destructrice pour les personnes hypersensibles. Plusieurs études démontrent en effet que, pour développer le potentiel sensible positif (la fameuse « sensibilité avantageuse ») qui va permettre à chacun de s'épanouir, une éducation avec le moins de violence possible est indispensable[2].

Malheureusement, il est parfois difficile de mettre un terme à ce schéma, car il reste bien ancré en nous. Il est donc important d'en prendre conscience. Votre objectif : casser ce cercle vicieux de la culpabilisation et éviter que vos enfants en fassent de même une fois adultes (et parents).

QUELQUES PISTES POUR SORTIR DE VOTRE TENDANCE À CULPABILISER

- **Veillez à ne pas prendre le contre-pied de la culpabilisation en basculant dans le je-m'en-foutisme** (du style « Bon, c'est comme ça, personne n'est parfait ») ou en vous mettant en quête de l'excuse rapide du moment : « Je reviens de loin », « Je passe une mauvaise journée », « Émotionnellement, c'est trop intense pour moi, de toute façon », etc. En effet, il est nécessaire de revoir entièrement votre système de pensée pour qu'il ne vous embarque plus dans la direction d'un « je culpabilise pour passer à l'action » ou dans celle d'un « je veux être bienveillant envers moi-même, et en me pardonnant je passe facilement sur la violence que je fais subir à l'autre [enfant ou conjoint] ».

- **Allez droit au but !** Vous n'avez pas (encore) réussi à mettre en place une forme de communication bienveillante dans votre couple ? Vous autoflageller ne sert pas à grand-chose, voire à rien du tout ! Sautez l'étape de la culpabilisation et allez directement à la recherche de solutions. Vous utiliserez ainsi votre énergie pour du concret, en vous tournant davantage vers l'autre que vers vous-même. Vous n'avez pas la sensation d'y parvenir ? Rappelez-vous que vous avez en vous ce fort instinct d'empathie. Vous avez blessé votre partenaire ? Ne cherchez pas d'excuses, ne faites pas de manières, mais dites-lui simplement pardon, puis commencez à réfléchir à une solution acceptable pour tous.
- **Veillez à faire le point et à mettre en exergue chaque chose positive qui s'est passée dans la journée,** chaque moment où vous avez su mettre en place de petits outils de bienveillance. Votre objectif : valoriser votre progression, voire vous autocongratuler tous les deux ! Pourquoi ? Parce que, si les atypiques ont souvent le sens du détail, ce n'est malheureusement pas toujours pour ce qui est positif ! Plutôt que de culpabiliser en ressassant ce que vous considérez avoir mal fait, concentrez-vous sur toutes les petites choses qui peuvent booster votre ego (un gros dossier rondement mené, une dispute surmontée paisiblement, un moment de lâcher-prise et d'attention à vous). N'oubliez pas : la confiance en vous amène la confiance dans votre relation.

Une complicité à toute épreuve

Je vais peut-être vous surprendre, mais j'aimerais commencer cette partie en jetant un pavé dans la mare : pour être complices dans votre couple, vous allez devoir faire preuve de narcissisme ! Je vous imagine déjà interloqué, et c'est pour cela que j'aimerais revenir sur cette notion de psychanalyse qui est fondamentale pour les atypiques : le narcissisme. Loin d'être le fait de trop s'admirer, comme on le croit souvent, le narcissisme selon Freud est un investissement du sujet sur lui-même qui survient aux premiers stades de la conscience.

Il peut avoir un sens positif d'estime de soi, il est donc essentiel pour s'aimer et pour aimer l'autre, il permet de se regarder soi-même et de prendre soin de soi. Les atypiques, souvent enfermés dans le désir de bien faire et de s'adapter à l'autre, se noient dans des normes trop étroites pour eux. Ainsi, ils sont plus dans le sacrifice et la peur du rejet que dans la connaissance d'eux-mêmes, et donc dans le narcissisme. Pour développer une belle complicité dans votre couple, il va falloir revenir à vous !

LES CLÉS DE LA LONGÉVITÉ DU COUPLE

Nombreux sont les hypersensibles qui rêvent d'un couple uni toute la vie, qui s'imaginent passer des décennies avec leur cher et tendre, toujours aussi complices et amoureux... Si c'est votre cas, rappelez-vous que, pour créer un couple qui vous ressemble et une complicité pérenne, il faut avant tout comprendre comment les couples peuvent durer et ce qui favorise ou non cette longévité. Si les chercheurs en la matière émettent de nombreuses hypothèses, il semblerait que la résistance du couple au temps soit favorisée par un faisceau de facteurs, et plus particulièrement...

LA GÉNÉTIQUE

Selon Lucy Vincent, docteur en neurosciences et chercheuse au CNRS*, l'amour est un mécanisme ancré génétiquement afin d'assurer la reproduction, et donc la survie de l'espèce humaine. En effet, contrairement à d'autres mammifères, l'enfant humain a besoin de deux parents : un qui va rester avec lui et le nourrir en permanence (on retrouve là toute la théorie du maternage proximal), et l'autre qui va subvenir aux besoins du premier et à la sécurité du foyer, un peu comme chez les manchots, finalement**. Ainsi, nous serions génétiquement programmés pour tenter de faire durer notre couple plusieurs années... pour le maintien de l'espèce !

* Elle est l'autrice de *Comment devient-on amoureux ?* Odile Jacob, 2004.
** Référence au film *la Marche de l'empereur*, réalisé par Luc Jacquet (2005).

LA CHIMIE

La longévité du couple est aussi « assurée » par un mécanisme physiologique, une alchimie toute particulière entre les odeurs et les hormones. Ainsi, pendant les premières années de l'enfant, l'alchimie cérébrale permet l'attachement, grâce notamment à une forte sécrétion d'ocytocine, l'hormone dite de l'amour et du bonheur. Cette dernière est particulièrement sécrétée quand le couple passe du temps ensemble, partage des moments de complicité et de tendresse (quand ses membres se caressent, s'embrassent, font l'amour ou même rient ensemble). L'objectif de cette chimie de l'amour : rester ensemble pour assurer la survie du petit. Vers les trois ans de l'enfant, les zones concernées du cerveau des parents se désensibilisent et, progressivement, chacun « retrouve la vue ». Trois ans, c'est aussi l'âge où l'enfant devient plus autonome et où un seul parent pourrait suffire à satisfaire ses besoins. L'ocytocine joue donc un rôle clé dans la continuité d'un couple... même s'il n'a pas d'enfant ! En effet, que nous soyons parents ou non, nous sommes physiologiquement des êtres de reproduction, comme tous les mammifères. Nous sommes donc ainsi « programmés » par la nature, que nous désirions avoir une famille et que nous soyons à même de la fonder ou non.

LA CHIMIE DANS UN COUPLE, ÇA SE TRAVAILLE !

Beaucoup d'atypiques imaginent la longévité dans le couple comme un but en soi, sans se rendre compte qu'elle demande un investissement personnel et de l'organisation (pour conserver des moments à deux, pour s'extraire du stress du quotidien, etc.). C'est une ombre au tableau pour les grands romantiques et idéalistes que sont certains atypiques, qui aimeraient que ça se fasse naturellement, sans forcer, et donc sans faire d'efforts. Ils sont donc souvent déçus lorsqu'ils comprennent que c'est rarement le cas, surtout après les trois premières années, puisque le cerveau serait « calibré » ainsi en vue de la conception (qu'elle y soit ou non, par ailleurs)... Vous vous reconnaissez ? Si oui, n'hésitez pas à mettre en place un système (calendrier partagé, rendez-vous hebdomadaires, etc.) permettant de vous ménager des moments à deux à intervalles réguliers pour nourrir votre complicité, et sécréter encore plus d'ocytocine ! Attention, prévoir ces moments à deux pour nourrir la complicité pose un autre défi : arriver à être soi avec l'autre.

LA CAPACITÉ À ÊTRE SOI AVEC L'AUTRE

Selon le sociologue italien Francesco Alberoni, l'équilibre d'un couple, et donc sa longévité, est possible lorsque la somme des deux personnes ne fait pas deux, mais trois. Son postulat : il est essentiel que chaque personne reste elle-même afin de créer une troisième entité, le couple. Si nous avons tous tendance à faire 1 + 1 = 1 durant la période qui correspond à la fusion, où l'on ne vit que pour l'autre (cette période commence dès la rencontre et peut durer quelques années), les différences finissent par nous sauter aux yeux et nous tendons vers 1 + 1 = 2 (période de disputes, souvent en lien avec le début d'une vie à deux sous le même toit). Si les membres du couple passent cette étape essentielle où ils acceptent leurs différences sans s'oublier au profit de l'autre, alors 1 + 1 = 3 (toi, moi, nous). L'équilibre du couple réside donc dans l'épanouissement de chacun, indépendamment de l'autre, et dans notre capacité à rester nous-mêmes tout en nous ouvrant à l'autre. Sachez que ces étapes prennent du temps et qu'il n'est pas rare de ne jamais passer à la troisième phase, d'où la fameuse maxime : l'amour dure trois ans... Les trois ans de la physiologie amoureuse, comme nous venons de le voir.

“

LE TÉMOIGNAGE
d'Antoine

Je ne la reconnaissais plus, je ne me reconnaissais plus. C'en était au point où je me demandais même ce qu'on faisait encore ensemble. Elle rêvait de voyages et de vivre en ville, moi j'avais envie de me poser dans un coin perdu en forêt. Elle avait envie de mettre nos enfants dans les écoles les plus prisées, j'avais envie de les instruire en famille... Tout un monde commençait à nous séparer. Est-ce que c'était comme ça dès le début sans que je m'en sois aperçu ? Est-ce que je l'aimais tant que j'avais fermé les yeux sur nos différences ? Était-ce moi qui m'étais convaincu qu'on était pareils ? Je ne sais pas, je ne sais plus...

”

Bien sûr, le mythe des trois ans n'est pas à prendre au pied de la lettre, mais on comprend aisément qu'un couple, ça s'entretient. Même si tout semble très facile au début, il est naturel de moins s'attirer à certaines périodes de la vie (c'est même chimique), et c'est donc à chacun d'apporter des doses d'ocytocine afin que le couple perdure dans le temps. Tout cela peut vous sembler bien théorique, mais il est important de garder ces quelques repères à l'esprit en cas de confusion. Le témoignage d'Antoine est tout à fait révélateur de ce que peut être la confusion. Avec le temps qui passe, les membres du couple en arrivent à ne plus se reconnaître, et cette situation devient le terreau de nombreux conflits conjugaux. Ces moments de remise en question ou de « désintégration[3] » nous arrivent à tous, ou presque, et peuvent se révéler négatifs comme positifs pour le couple.

LA THÉORIE DE DABROWSKI ET LA DÉSINTÉGRATION POSITIVE

Le psychiatre et psychologue polonais Kazimierz Dąbrowski (1902-1980) a mis au point une théorie qui va à l'encontre de la pensée en psychologie de son époque. Sa petite révolution : concevoir la santé mentale uniquement sous le prisme de l'absence de symptôme. Selon lui, le symptôme peut aussi être un signe positif, et essayer de le faire disparaître constitue un frein à l'évolution de chacun, car cette dernière passe inévitablement par des moments inconfortables de doute, de remise en question et de crise générant des symptômes. Ce sont les fameux moments de « désintégration » que l'individu traverse à la fois dans sa vie personnelle et sa vie de couple. Pour Dąbrowski, ces crises durant lesquelles nous remettons tout en question sont à la fois normales et positives, car elles nous permettent d'évoluer et d'acquérir une véritable autonomie mentale, et donc de remanier le couple. Vous sentez votre couple en difficulté, moins amoureux ? S'il est évidemment naturel de vous inquiéter, sachez que cette crise, une fois surmontée ensemble, vous fera grandir personnellement et en tant que couple.

LA CAPACITÉ DE CHACUN À NE PAS VOIR L'AUTRE COMME L'OBJET DE SON DÉSIR !

Selon le psychanalyste Lacan, le terme « désir » suppose que nous souhaitons quelque chose de l'autre. Nous avons donc des attentes, conscientes ou inconscientes, qui vont s'immiscer dans notre couple, et plus nous en avons, plus cela pèse sur l'épanouissement de ce dernier. Trop de relations se disloquent, car nous attendons de l'autre qu'il nous complète, nous porte, nous emporte, alors qu'il faudrait déjà être bien avec nous-mêmes et nous connaître avant tout pour choisir une relation sans nous y perdre et sans être en demande.

QUELQUES PISTES POUR UN COUPLE COMPLICE ET QUI DURE DANS LE TEMPS

Acceptez vos faiblesses et vos fragilités pour aimer celles des autres.

Personne n'est parfait, c'est un constat facilement vérifiable. Ainsi, vous avez comme moi, comme les membres de votre famille, comme vos voisins, comme vos amis, des tonnes de défauts et de fragilités. Le problème, c'est qu'il n'est absolument pas question de les mettre en avant dans nos sociétés, mais plutôt de démontrer que nous réussissons tout avec facilité. Du coup, arborer nos petites imperfections devient bien difficile. Vous vous sentez sous pression ? Rappelez-vous qu'il est tout à fait possible de garder vos petits défauts pour vous, à condition d'en être conscient, car cela vous aidera à voir les autres différemment, avec plus de tolérance. C'est d'ailleurs peut-être déjà votre cas, comme cela l'est pour bien des personnes hypersensibles et/ou surdouées : vous voyez vos propres limites, mais n'avez pas appris à les aimer. Utilisez donc votre incroyable clairvoyance de façon positive : ne vous flagellez pas, mais tentez d'admettre que vous êtes, vous aussi, tout simplement humain et vulnérable.

SOYEZ VULNÉRABLE POUR DÉVELOPPER VOTRE COMPLICITÉ CONJUGALE !

Non seulement montrer votre vulnérabilité (et découvrir celle de votre partenaire) répond à votre besoin d'authenticité, mais cela favorise aussi une plus grande complicité en permettant d'avoir confiance, de vous montrer nu, tel que vous êtes, et donc en autorisant votre partenaire à en faire de même. Se montrer vulnérable, c'est partager un moment d'une grande intimité et s'offrir pleinement à l'autre.

Vous voulez développer cette intimité toute particulière ? Prenez des moments où vous ferez ensemble quelque chose de nouveau, quelque chose en dehors de votre zone de confort. Vous avez peur du vide ? Tentez de faire de l'accrobranche en couple. Vous ne savez pas danser ? Aller prendre des cours de danse de salon à deux... Ce sera l'occasion idéale pour vous entraider et vous encourager à vous dépasser et à vous montrer vulnérables.

Ne cherchez pas à changer les gens !

Vous n'aimez pas tout le monde et tout le monde ne peut pas vous aimer. C'est un fait et cela n'empêche pas le respect mutuel, mais qu'en est-il si certaines choses vous irritent chez la personne qui partage votre vie ? Avant tout, rappelez-vous qu'on ne change pas les gens. Si votre partenaire évolue, il doit le faire par lui-même, pour lui avant tout, et non pour se travestir dans une relation. Sinon, le masque du faux self finit par s'imposer (voir p. 43), et la relation, par en pâtir ! Je vous encourage à accepter l'autre avec ce que vous jugez être ses qualités et ses défauts. Ce n'est pas possible ? Gardez à l'esprit que faire couple avec quelqu'un, c'est aussi savoir ce que vous souhaitez vivre à deux, connaître vos besoins et voir s'ils peuvent être en adéquation avec ceux de l'autre. C'est là une des priorités si vous voulez durer sur le long terme. Lors de mes consultations, les personnes atypiques me disent que c'est l'autre qui souhaite les changer, qu'il leur reproche par exemple leur sensibilité. Pourtant, lorsque je creuse un peu le sujet avec eux, ils se rendent compte spontanément qu'ils en font de même (souvent, car ils se sentent rejetés et qu'ils tentent, pour se défendre, de rejeter l'autre...). Malheureusement, ce type de comportement a forcément une incidence délétère sur la complicité. Le bon réflexe : communiquer sur votre sentiment de rejet pour éviter d'en faire autant avec votre partenaire.

EST-CE SIMPLEMENT DÉRANGEANT OU CARRÉMENT RÉDHIBITOIRE ?

Avez-vous la sensation qu'il y a, chez les autres, certaines caractéristiques qui vous agacent au plus haut point ? Si oui, je vous encourage à creuser la question. Dans votre cahier, n'hésitez pas à noter...

- Quels sont les traits qui, chez votre partenaire, semblent aller à l'encontre de vos propres besoins ?
- Vous semblent-ils acceptables à long terme, et pourquoi ?
- Qu'est-ce qui, au contraire, vous semble simplement dérangeant mais gérable au quotidien ?

Prenez le temps de bien y réfléchir, car ces caractéristiques peuvent peser sur votre engagement et sur le bien-être de votre couple ! Par exemple, si vous êtes d'un tempérament jaloux, évitez de vous engager dans une relation avec un partenaire qui a un fort besoin de liberté ou le besoin de séduire. Et si vous le faites, acceptez l'autre comme il est et n'attendez pas qu'il change ; ça sera à vous de vous adapter, et non l'inverse !

Arrêtez de tout consommer !

Notre culture occidentale nous invite à évoluer dans une dynamique de consommation excessive, de produits, certes, mais également de sensations, et ce au détriment des autres bien souvent. Ainsi, les films, les livres, les pubs, les réseaux sociaux nous racontent une histoire, essayent de nous vendre un rêve : celui du tout bonheur accessible rapidement. Si nous ne prenons pas nos distances vis-à-vis de cette « fast existence », nous risquons de perdre pied. On nous enjoint de faire vite, au maximum de nos capacités, de faire bien, de vivre à fond, de vivre mieux et, surtout, de gérer ou de contrôler nos émotions, avec des moments prévus et socialement acceptés pour lâcher momentanément ce contrôle. On nous fait miroiter un lâcher-prise contrôlé, en somme...

SAVIEZ-VOUS QUE VOUS N'AVEZ PAS BESOIN DE GÉRER VOS ÉMOTIONS ?

Je vois souvent des livres qui vantent certaines recettes magiques pour gérer, contrôler, canaliser ou réguler ses émotions. On y préconise souvent le yoga ou la méditation... Bien sûr, je n'ai rien contre ces pratiques, extrêmement intéressantes par bien des aspects, mais ne vous en servez pas pour fuir vos émotions ! N'oubliez pas qu'une émotion traverse le corps et s'accueille avec l'intellect ; elle ne se maîtrise pas. Finalement, c'est une bonne chose, car les émotions sont vos amies, chacune d'elles vous offrant une meilleure connaissance de vos besoins et de vos valeurs.

Le problème, c'est qu'à force de suivre ce mouvement, nous finissons par faire de l'autre (c'est-à-dire de notre partenaire, de notre enfant, de notre ami, d'un proche) un objet de consommation, entraînant ainsi une relation bancale, ni épanouissante ni stable, à moins de rester dans un état de déséquilibre équilibré, c'est-à-dire d'accepter d'être dans cette consommation, de le conscientiser pleinement et de rester vigilant à ne pas surconsommer la relation (au fond, pourquoi pas, tant que cela convient aux deux !). Le consumérisme renvoie à notre rapport à l'objet, et notamment à l'autre*, et à notre narcissisme, à la façon dont on investit cet autre dans le désir d'être aimé. Ainsi, l'objet qui peut représenter une chose ou une personne est très désiré, voire convoité, au point qu'il en arrive parfois à définir la personne que l'on est par notre statut ou pour notre valeur. Par exemple, nous pouvons souffrir de ne pas avoir certains attributs de valeur, comme une maison, une voiture ou des bijoux, car nous estimons que c'est cela qui permettrait de nous définir socialement. Dans le même ordre d'idées, le fait de « posséder » un conjoint et des enfants incarne toute une symbolique d'épanouissement, de réussite, de bonheur...

* Chez Lacan, ce terme ne signifie pas « autrui » ; il est vu comme un espace, un lieu, une place symbolique.

“

LE TÉMOIGNAGE
de Charles

Il me semblait normal de multiplier les conquêtes, déjà parce qu'on m'avait mis en tête que, pour un homme, c'était la base, mais aussi car c'est un moyen de trouver « la bonne ». J'ai finalement eu tellement d'amourettes, changé tellement souvent de partenaire, que j'en ai oublié que le temps passe, et qu'il en faut pour créer une relation de confiance afin de s'engager. Et me voilà maintenant à 40 ans… J'ai connu tant de femmes incroyables, mais je n'ai jamais pris le temps de les connaître vraiment. Dans cette vie frénétique où tout va vite, j'ai oublié de me poser, le temps d'un moment, avec une personne que j'aime.

”

Pour Lacan, nous n'avons de cesse de chercher dans le regard social les signes de la valeur de notre existence, sans jamais mettre un terme à ce labeur. Ainsi, ce désir si fort d'être aimé et reconnu répond à une logique de l'objet à consommer. Cette théorie est fondamentale pour les atypiques, surtout lorsqu'ils ont cette capacité à capter ce que ressentent les autres, au point que leur propre vécu émotionnel se mélange au leur. En réalité, cela remonte à loin : à l'âge de l'attachement selon la théorie de Bowlby (voir p. 68). Dès son plus jeune âge en effet, l'enfant hypersensible ressent les attentes conscientes et inconscientes de ses parents pour devenir l'enfant idéalisé dont ils ont rêvé. Il va vouloir leur faire plaisir, mais aussi être accepté. Plus les attentes des parents sont fortes et plus il devient « leur objet de consommation », l'enfant modèle qui va flatter l'ego des parents, en quelque sorte. Et plus l'enfant est sensible, plus ses antennes vont l'enfermer dans ce rôle. Tout petit, il ne peut pas s'en défaire. Ce n'est qu'en grandissant, en continuant dans ce schéma dans lequel il ne peut pas s'épanouir, qu'il a la possibilité de s'en dégager. Dans le couple, la démarche est sensiblement la même : nous cherchons toujours dans l'objet aimé, que nous (sur) investissons, notre propre image afin de nous aimer nous-mêmes. La logique est la suivante : si on m'aime, c'est que je suis aimable, et donc je peux m'aimer.

Votre objectif, au regard de cette analyse, est de ne plus voir l'autre comme un objet d'amour idéalisé ; le considérer pleinement pour ce qu'il est vous permettra de vraiment l'aimer – et non de désirer l'aimer –, et favorisera une vraie complicité dans le temps.

CINQ EXERCICES POUR BOOSTER VOTRE COMPLICITÉ

Comment faire durer la complicité, et ce malgré tous nos conditionnements sociaux, culturels et éducatifs, auxquels s'ajoutent les aléas de la vie (deuils, burn-out, maladie, parentalité, etc.) ? Je vois en séance de nombreux couples bouleversés par cette question et par le déséquilibre de leur relation. Pour les aider à retrouver et/ou à nourrir leur complicité, voici quelques exercices que je leur propose.

AVANT DE VOUS LANCER...

Veillez à garder ces quelques points à l'esprit.

- Chaque membre du couple doit consentir à faire ces exercices. Vous devez être portés par une envie commune !
- L'idéal est de pouvoir les effectuer lorsque vous n'êtes que tous les deux, au calme ou avec une musique douce, quand vous avez quelques minutes devant vous (comptez entre 15 et 20 minutes).
- Pendant ces quelques minutes, oubliez vos téléphones ou autres sources de distraction !

- Prenez le temps de vous connecter l'un à l'autre, de vous regarder, d'être présents dans ce moment. Pour vous mettre dans l'ambiance, commencez par une respiration en duo : regardez-vous dans les yeux et inspirez puis expirez au même rythme, ensemble. Ne parlez pas. Faites au moins dix grandes respirations, plus si vous trouvez que c'est nécessaire. Cet exercice a pour objet de réunir l'essentiel, ce qui est invisible au regard, mais primordial au cœur. Nous oublions parfois que nous pouvons nous unir grâce à des choses simples et naturelles, comme la respiration... Respirer, c'est vivre, alors apprenez à respirer et à vivre ensemble.

EXERCICE 1 : VOTRE MÉTÉO DU JOUR

L'objectif : faire un tour d'horizon de votre météo émotionnelle et approfondir progressivement ce que vous ressentez pour poser des mots sur vos maux. Quel temps fait-il en vous ?

Pourquoi cet exercice est-il essentiel pour votre complicité ? Toujours dans la même logique, gardez en tête que créer de la complicité, c'est s'ouvrir à plus d'intimité, et donc à l'autre. La météo du jour est en général un exercice très apprécié des personnes hautement sensibles, car elle leur procure un vrai moment de connexion avec leur partenaire.

La marche à suivre : chacun à votre tour, sans vous couper la parole, décrivez vos sensations et ressentis physiques. Commencez par ce qui se voit, puis décrivez ce qui ne se voit pas, ce qui se passe en vous : vos épaules (droites ou voûtées), votre tête (relevée ou baissée), vos jambes ou vos bras (croisés...), votre respiration, votre rythme cardiaque, vos sensations (chaud, froid, faim, soif...), etc. Votre partenaire peut vous aider en posant quelques questions sur votre posture. Petit à petit, concentrez-vous sur vos ressentis émotionnels : avez-vous la sensation de porter un lourd poids sur vos épaules ? Vous sentez-vous plutôt léger ? Prenez le temps qu'il vous faut pour tout examiner, tranquillement. Si vous ne savez pas, ou plus, passez le relais. Parfois, entendre l'autre vous permettra de mettre en lumière certaines de vos sensations. Terminez cet exercice en vous demandant quel est votre besoin prioritaire à satisfaire, là maintenant, tout de suite. Ne cherchez pas une solution. Évoquez simplement ce besoin, partagez-le avec votre moitié telle une confidence et prenez la pleine mesure de cette intimité.

EXERCICE 2 : RELIEZ VOS CŒURS PAR LE SOUVENIR

L'objectif : vous remémorer les moments clés de votre histoire. Cet exercice permet de s'entraîner à l'écoute active, c'est-à-dire sans intervenir, sans couper la parole et en se laissant guider par le souvenir de l'autre.

Pourquoi cet exercice est-il essentiel pour votre complicité ? Il permet de donner toute la place à l'autre en lui laissant la parole, en l'invitant à aller à son rythme ; il engage donc chacun à se sentir pleinement écouté. Autre grand avantage de cet exercice : il vous permettra de canaliser votre pensée sur l'essentiel et d'éviter les ruminations mentales !

La marche à suivre : racontez-vous tour à tour comment vous avez vécu votre rencontre et les plus beaux souvenirs que vous gardez de votre relation, qu'il s'agisse de votre premier rendez-vous, de votre première nuit ensemble, de votre mariage, de la naissance de vos enfants... Pendant que vous racontez, votre partenaire ne dit rien ; il écoute, apprécie simplement toute l'émotion qui se dégage de ce moment. Quand vous avez terminé, laissez-lui la parole et profitez !

EXERCICE 3 : FAITES DES COMPLIMENTS

L'objectif : comme de nombreux couples, vous ne pensez peut-être pas (ou plus) à vous faire des compliments. Pourtant, il s'agit d'un véritable cadeau que vous faites à l'autre. En complimentant la personne qui partage votre vie, vous lui dites quelque chose de sincère, qui va réellement lui faire plaisir, sans rien attendre en retour. C'est comme lui tendre la main...

Pourquoi cet exercice est-il essentiel pour votre complicité ? L'objectif est simple : apprendre à recevoir un compliment de votre partenaire... et ce n'est pas aussi facile qu'on pourrait le croire ! En effet, les personnes atypiques sont souvent plus confrontées aux critiques (celles des autres et celles qu'elles se font à elles-mêmes) que les autres, et elles ont par conséquent du mal à admettre qu'il y a des choses en elles susceptibles de plaire. Laissez donc à la personne qui vous aime la possibilité de vous dire aussi ce qu'elle aime chez vous ! Ce moment va permettre de libérer beaucoup d'ocytocine, la fameuse hormone de l'amour.

La marche à suivre : réfléchissez chacun de votre côté à un compliment à faire à l'autre. Il doit être sincère, venir de votre cœur et avoir pour but de lui faire du bien. Prenez le temps de le dire, dans la journée ou là, maintenant, tout de suite, à vous de voir... À celui qui le reçoit d'apprécier, voire de remercier son partenaire pour la pureté de ce geste d'amour.

EXERCICE 4 : APPRENEZ À DIRE MERCI !

L'objectif : réapprendre à dire merci ! Remercier l'autre est devenu soit difficile, soit anodin. Pourtant, un merci est la continuité parfaite d'un compliment !

Pourquoi cet exercice est-il essentiel pour votre complicité ? Il va vous permettre de ressentir beaucoup de gratitude pour l'autre, ce qui génère automatiquement un moment d'intimité, et donc de complicité. N'oubliez pas que beaucoup d'atypiques ont ce fort besoin de se sentir connectés à l'autre. Si cet exercice ne répond pas à ce besoin chez vous, ne vous forcez pas. Un remerciement doit toujours venir du cœur !

La marche à suivre : prenez un moment chacun de votre côté pour réfléchir à cinq choses pour lesquelles vous pouvez dire merci à l'autre, puis, chacun à votre tour, faites vos remerciements. Vous pouvez les exprimer à l'oral ou les mettre par écrit, selon vos préférences. Pour finir l'exercice, regardez-vous dans les yeux et dites : « Merci, merci de ce moment, merci de prendre ce temps pour moi, pour nous. » Prenez la pleine mesure de ce merci qui vient du cœur et tentez de remercier l'autre régulièrement avec le même élan d'amour, pour les petites choses anodines du quotidien.

EXERCICE 5 : SOYEZ LE COACH BIENVEILLANT L'UN DE L'AUTRE

L'objectif : montrer votre vulnérabilité en vous sentant en confiance et aider l'autre à se dépasser vous permettra de comprendre que vous êtes une véritable équipe, que vous vous tirez mutuellement vers le haut !

Pourquoi cet exercice est-il essentiel pour votre complicité ? Même s'il est important de ne pas dépendre de l'autre, il est aussi nécessaire de voir qu'on peut compter sur lui dans les moments difficiles. C'est d'ailleurs avec les personnes présentes dans les moments critiques de notre vie que nous générons des liens de confiance forts, et la confiance crée la complicité !

La marche à suivre : confiez à votre partenaire vos projets personnels. Concentrez-vous sur un projet à court terme, un à moyen terme et un dernier à long terme. Si vous êtes en posture d'écoute, veillez à ne pas juger et écoutez avec humilité les rêves de l'autre. C'est là un point essentiel, car nous tendons malheureusement à avoir le rire facile (même si ce n'est pas méchant, cela bloque le processus de confiance). Ensuite, voyez de quelle façon vous pouvez participer à la réussite du rêve de votre partenaire, et comment ce dernier peut vous aider dans la réussite du vôtre. Gardez alors en tête que c'est à vous de le guider sur vos besoins, car personne ne peut vous connaître mieux que vous-même. Demandez-vous comment vous pouvez vous épauler au quotidien, mettez des objectifs en place et encouragez-vous avec optimisme et bienveillance !

Si ces petits exercices vous permettront de renforcer régulièrement la complicité dans votre couple, une autre composante peut jouer favorablement ou défavorablement sur votre épanouissement : l'intimité sexuelle.

Une sexualité qui vous ressemble

Comme il n'existe pas une seule manière de faire couple, il n'existe pas une seule sexualité. Pourtant, nous sommes nombreux à être tiraillés entre conformisme et singularité, pour notre intimité comme pour bien d'autres pans de notre vie.

UNE AUTRE MANIÈRE DE VIVRE LA SEXUALITÉ

Il est essentiel de comprendre vos vrais besoins en termes relationnels, certes, mais aussi et surtout sexuels. C'est d'autant plus important que tout change, tout évolue constamment en ce qui concerne la sexualité. Prenons l'exemple du couple : je pars dans ces pages du postulat que le couple est constitué de deux personnes qui se mettent ensemble, mais il existe aussi des fonctionnements très différents, comme le couple libre, le trouple (couple à trois), etc. A contrario, vous pouvez aussi vous sentir un peu vieux jeu ou confus face aux nouvelles manières d'appréhender le couple ou la sexualité au vu de tout ce qui existe et est mis en avant sur les réseaux sociaux, dans les films, les séries ou les magazines, c'est pourquoi il est important de vous réinterroger sur votre propre vision des choses, indépendamment des biais puissants qui sont les vôtres (voir p. 83) en tant que personne hypersensible.

PETIT RAPPEL !

En tant que personne hautement sensible, vous êtes peut-être guidé dans vos relations par :

- la peur du rejet, si vous n'êtes pas ou ne faites pas ce que l'autre attend de vous (p. 31) ;
- l'envie de bien faire et de faire plaisir à l'autre, quitte à ne même pas savoir qui vous êtes vraiment et quels sont vos besoins (p. 44) ;
- le déni de votre propre sensibilité.

QUAND LA SENSIBILITÉ A UN IMPACT SUR NOTRE SEXUALITÉ

Attardons-nous un peu sur ce déni de sensibilité. En effet, nombre de personnes hypersensibles « oublient » leurs hyperesthésies et l'impact qu'elles peuvent avoir sur leur vie sexuelle. Il n'est pas rare, par exemple, que certains soient très gênés par les odeurs ou par certaines sensations lors des rapports sexuels, au point qu'elles les bloquent totalement.

À cette gêne vient évidemment s'ajouter l'épineuse question de la communication. En effet, il peut être délicat de parler de certaines choses, comme ce qu'on aime ou ce qu'on n'aime pas (notamment à cause des hyperesthésies), les expériences qu'on aimerait faire et celles qu'on souhaiterait éviter. En filigrane se cache la peur du jugement, omniprésente dans la sexualité. Pourquoi ? Parce que nous avons tendance à imaginer une seule sexualité « normale ». Face à elle, toutes les autres intimités semblent perverses, ou du moins problématiques. L'éducation, la culture, la religion peuvent conditionner le rapport au sexe, que ce soit avec les autres ou avec soi-même. Le fait d'avoir ou non des relations avant le mariage, la vision de la masturbation ou de certaines pratiques sexuelles viennent ainsi peser sur la sexualité quotidienne.

“

LE TÉMOIGNAGE
de Marc

C'est délicat de lui dire que je n'aime pas l'odeur de sa bouche. Lui pense que je n'aime pas les bisous, mais en fait son odeur me gêne vraiment. La nuit, quand je sens son haleine dans la chambre, j'ouvre la fenêtre, même en plein hiver. Il aimerait m'embrasser pendant qu'on fait l'amour, mais je ne peux pas. Même si je tourne la tête, rien que sentir son souffle peut me dégoûter, me tendre, me crisper. Il le ressent, et ça nous bloque tous les deux. Pourtant, je ne veux pas lui dire, j'ai trop peur de le blesser, il peut être très susceptible… On a déjà eu tant de difficultés dans notre sexualité, je ne veux pas en rajouter.

”

Résultat, de nombreuses personnes, les femmes notamment, sont mal à l'aise à l'idée de découvrir leur propre sexe (sans forcément parler de masturbation). Il leur est donc très difficile d'expliquer à leur partenaire (en particulier masculin) le fonctionnement de leur corps. En réalité, le blocage commence avec nous, en nous : plus nous sommes à l'aise avec notre corps et plus il est facile de l'être avec une autre personne. Quand les complexes physiques (mais pas seulement) s'ajoutent au malaise, la situation devient inextricable, la seule idée de la beauté que nous avons étant, là encore, très normalisée. Pourtant, je n'ai encore jamais rencontré de personnes disant avoir remarqué des petits défauts ou des imperfections sur le corps de l'autre pendant un moment intime. Chez tous les couples que j'ai accompagnés, l'excitation prend toujours le dessus.

L'EXERCICE DE LA REDÉCOUVERTE

Si vous ou votre partenaire ressentez un blocage, vous pouvez tenter le petit exercice suivant.

- **Son objectif :** vous permettre de vous redécouvrir au-delà des complexes et développer en douceur la confiance en l'autre et en vous.
- **La marche à suivre :** éteignez la lumière et installez-vous tranquillement, soit dans le calme, soit avec de la musique douce. Installez-vous face à face ou l'un à côté de l'autre, et communiquez juste avec les gestes. Vous pouvez vous prendre la main, sentir votre odeur, vous caresser ou même vous embrasser. Réapprenez à vous connaître sans rien dire, sans vous voir, en essayant simplement de ressentir la pulsion de vie de l'autre.

Veillez à n'avoir aucune attente de cet exercice : il n'y a absolument aucune fin en soi et aucune manière de le réussir ou non. Le but est simplement de vous déconnecter de votre sens visuel pour vous concentrer sur vos autres sens. Vous percevrez ainsi l'autre différemment, et vous vous sentirez, vous aussi, autrement.

VERS UNE LIBÉRATION DE LA PAROLE ET DES SEXUALITÉS

L'intimité ne se résume donc pas aux simples rapports sexuels, et encore moins à la pénétration. Heureusement, aujourd'hui, avec l'avènement des réseaux sociaux, la parole se libère et il est de plus en plus facile de trouver des témoignages et des informations concernant les prérequis, les préjugés et la désinformation que nous avons sur la sexualité. Un compte Instagram que je recommande souvent est @orgasme_et_moi. Il est très inclusif, et beaucoup de personnes atypiques peuvent trouver des informations bienveillantes et constructives pour leur vie conjugale. Bien sûr, il existe énormément d'autres ressources ; elles ne remplaceront jamais la consultation avec un professionnel, un sexologue par exemple, mais elles ont le mérite de démocratiser la sexualité et de donner une visibilité aux différentes façons de la vivre ! De la même façon qu'il y a diverses sexualités, il y a diverses envies, et on peut aussi, dans un couple, ne pas se sentir sur la même longueur d'onde en termes de désir.

C'est notamment le cas quand l'un des membres du couple est asexuel et pas l'autre. L'asexualité consiste à ne pas ressentir le besoin d'avoir des relations sexuelles, à n'avoir que peu ou pas du tout de désir et d'attirance pour l'autre et pour soi. Elle est aujourd'hui reconnue par beaucoup comme une véritable orientation sexuelle, à commencer par bon nombre d'hypersensibles, qui la reconnaissent comme la leur et partagent avec moi leur vécu en séance. Certains l'expliquent par le fait qu'ils sont plus sensibles au toucher (hyperesthésie kinesthésique), d'autres par le fait qu'ils sont plus à l'écoute de leurs sens, et donc plus à même de ne pas se forcer à rentrer dans une norme.

COMMENT CRÉER UNE SEXUALITÉ QUI VOUS RESSEMBLE ?

Je dirais même plus, qui vous ressemble et qui vous rassemble, car c'est bien là le but !

COMMUNIQUEZ ET ÉCOUTEZ !

À mes yeux, la première étape est de partir du postulat que tout est possible et que sexualité ne rime pas avec obligations, mais plutôt avec consentement, découverte et complicité. Lorsque des problèmes de communication sont présents dans un couple, la médiation dérive à un moment ou à un autre vers la sexualité, comme si un gros non-dit était enfin exprimé. Je me rappelle à ce sujet un couple que j'accompagnais depuis des semaines sans véritable succès. Elle souhaitait rompre, mais il y avait comme une hésitation, malgré son insistance pour organiser la garde des enfants. Lui voulait la reconquérir, mais surtout comprendre la raison de leur rupture. Il la suspectait d'être amoureuse d'un autre. Nous échangions sur différents points administratifs et organisationnels, avec la sensation d'avoir, au milieu de la pièce, un énorme éléphant rose dont il ne fallait pas parler. Les choses n'évoluaient pas, jusqu'au moment où j'ai posé la question : « Qu'est-ce qui vous a beaucoup surpris dans votre relation ? » Aussitôt, la femme a répondu : « Ses envies lubriques. » Là, on y était ! Un moment gênant pour eux, certes, mais essentiel pour avancer. En réalité, leur sexualité avait évolué vers les envies de monsieur. Ce dernier, persuadé que sa femme était satisfaite de leurs jeux de rôle, n'avait jamais envisagé que le problème puisse être lié à leur sexualité. Dans les faits, leurs jeux allaient de plus en plus loin dans le sadomasochisme et, même si elle avait apprécié au début, la situation était devenue traumatisante pour elle... sans qu'elle ose jamais dire stop. À ces mots, son compagnon a été anéanti. Il précisa qu'il était très amoureux d'elle et qu'il était désolé de n'avoir pas pu, ou pas voulu, voir. Il lui demanda une autre chance. Malheureusement, et malgré tout l'amour qu'elle semblait encore lui porter, son regard sur lui avait changé et elle n'avait plus confiance dans leur relation...

C'est au final une histoire bien triste, mais révélatrice de l'importance de la communication (et donc de la confiance), qui permet dans un couple de dire à l'autre ce qu'on aime et ce qu'on n'aime pas. Et c'est encore plus prégnant pour les hypersensibles, qui ont souvent à la fois l'envie de faire plaisir, la peur d'être rejeté ou de blesser l'autre, et de grandes hyperesthésies !

L'EXERCICE DE LA PREMIÈRE RENCONTRE

- **Son objectif :** revenir sur des bases solides quand la confiance et la complicité semblent disparaître. Cet exercice vous permettra d'être vous en dehors de l'autre, de vous reconnecter à vos envies et de mieux les différencier de celles de votre partenaire.
- **La marche à suivre :** faites comme si vous vous rencontriez pour la première fois. Imaginez votre lieu de rencontre. À cette fin, utilisez ce qu'il y a autour de vous afin de créer un environnement qui vous mette à l'aise (un peu de musique et deux verres peuvent permettre d'imaginer que vous êtes tous les deux dans un bar, par exemple), puis engagez la conversation, comme si vous ne vous connaissiez pas. Partagez vos passions, vos projets, et abordez vos attentes vis-à-vis du couple, ce dont vous avez envie ou non... Si cet exercice vous semble difficile, vous pouvez parfaitement le faire via les réseaux sociaux ou une messagerie instantanée, pour discuter comme si vous faisiez connaissance. À force de vous redécouvrir, peut-être aurez-vous envie de vous donner un premier rendez-vous...

PASSEZ DU TEMPS ENSEMBLE !

Communiquer, c'est une chose, encore faut-il prévoir des moments ensemble pour cela, afin de vous permettre d'avoir une vie sexuelle épanouie, mais aussi de faire naître l'envie d'être ensemble. Après tout, comment voulez-vous avoir envie de l'autre si vous n'avez même pas envie d'être avec lui ? Si ce conseil vaut évidemment pour tous les couples, il est d'autant plus important pour vous et votre partenaire, qui avez sûrement ce besoin, très fréquent chez les atypiques, de vous sentir connectés l'un à l'autre, d'avoir un lien particulier, de développer une complicité unique. Évidemment, cela ne peut se faire que si vous passez du temps ensemble, au-delà de la vie sexuelle !

L'EXERCICE DE L'AGENDA !

- **Son objectif :** vous réserver du temps de qualité ensemble, tout simplement !
- **La marche à suivre :** prenez vos agendas et programmez des moments à deux, sans les enfants, que cela soit dans une semaine, dans un mois, dans un an... Définissez les horaires et ce que vous allez faire ensemble, juste tous les deux. Cela peut être un petit moment lorsque les enfants dorment, un voyage que vous avez toujours rêvé de faire... peu importe ! Programmez votre bonheur et faites-en une habitude !

REPENSEZ, UNE NOUVELLE FOIS, LE SEXISME

Nous avons tous intériorisé certains préjugés sexistes, notamment en matière de sexualité. L'exemple type, c'est cette vieille idée reçue selon laquelle les hommes auraient une libido plus développée que les femmes (les fameux besoins, dont on entend encore trop parler), lesquelles seraient plus demandeuses de romantisme ou de tendresse. Pourtant, envisager votre sexualité sous ce prisme serait totalement délétère pour votre vie de couple, car tenter de vous comparer à une norme sans fondements vous mènera forcément à douter de vous, vous mettra la pression et vous enfermera dans une case très étroite qui ne vous convient pas. Cette vision très sexiste de la sexualité est d'autant plus dommageable que votre sensibilité est élevée. En effet, pour beaucoup d'hommes hypersensibles, cette sexualité de la performance est vécue comme une pression, en totale opposition avec leurs véritables besoins. Pour eux, il est essentiel de se confier, de parler, de se sentir en confiance avant de pouvoir réellement s'abandonner à un rapport sexuel. On considère encore souvent que c'est une spécificité de la gent féminine... quel cliché !

"

LE TÉMOIGNAGE
de Rose

Il est allé voir sur Internet et, selon ses informations, les couples font l'amour trois fois par semaine. Depuis, il estime qu'on est un trop vieux couple, qu'on devrait peut-être même tenter l'échangisme, car c'est dans l'air du temps. Le problème, c'est que moi je n'en ai pas du tout envie et qu'il va encore penser que je suis bloquée et frigide. Je ne sais pas où il a trouvé ces chiffres, mais qui peut croire que l'on doit faire l'amour trois fois par semaine ? Honnêtement, je n'ai pas que ça à faire : le soir, je suis fatiguée, et la journée, sous l'eau avec mon boulot. Je ne sais même pas comment font les autres couples.

"

Des témoignages comme celui de Rose, j'en ai eu par dizaines tout au long de ma carrière. Ils démontrent bien que beaucoup cherchent une norme, une manière de se rassurer sur ses pratiques sexuelles. C'est assez représentatif de la société dans laquelle nous vivons : nous préférons chercher des réponses ailleurs plutôt que de poser directement la question à notre partenaire, ou même d'aller les chercher au fond de nous-mêmes. La vraie question, ici, c'est de savoir si votre sexualité vous convient, et ce sans se soucier des voisins, des statistiques ou d'Internet ! Cette oppression et ce conformisme, qui se mêlent à la pression de trouver votre propre voie (votre singularité), peuvent mettre en difficulté les grands sensibles, qui peuvent se sentir totalement bloqués alors que la sexualité demande un certain lâcher-prise pour se sentir à l'aise et en confiance. Il n'est d'ailleurs pas rare que les personnes surdouées se voient reprocher le mentalisme permanent dont elles font preuve, même quand il s'agit de leurs relations intimes ! Elles ont besoin de tout comprendre, de tout maîtriser, de tout contrôler... et ce jusqu'à l'orgasme !

Votre mission : comprendre qu'il n'existe pas une seule manière de voir et de vivre la sexualité, que celle-ci évolue tout au long de la vie et que tout est possible (tant qu'il y a consentement). C'est en comprenant cela que vous accepterez aussi d'avoir des désirs différents et de communiquer une fois encore sur vos besoins réciproques, en confiance et sans jugement. C'est bien souvent la seule chose dont les personnes atypiques, notamment les hypersensibles, ont besoin : pouvoir se sentir en confiance pour pleinement s'épanouir dans leur intimité. En tant qu'hypersensible, vous l'avez peut-être déjà ressenti : pour vous comme pour bien d'autres couples, offrir votre cœur vaut mille fois plus qu'offrir votre corps, même si celui-ci est très sensible aux caresses et aux attentions. C'est avant tout une question de connexion à l'autre, à vous, à la nature, au monde, à la vie ! À chacun sa sexualité.

Ce qu'il faut retenir

- Chaque couple atypique a ses spécificités. Il n'y a pas de modèles, pas de solutions universelles, pour que la relation soit une source d'épanouissement. En revanche, construire un couple est toujours un investissement et un travail d'équipe. Rien n'est jamais acquis, et c'est uniquement dans le respect des singularités et des fragilités de chacun que vous pourrez être heureux.
- Pour respecter ces singularités, il faut avant tout chercher à les connaître, au-delà des carcans éducatifs et sociaux. Si cela demande un certain travail de déconstruction de ce que nous avons appris au fil des années, cette connaissance de soi et de l'autre nécessite aussi d'apprendre à communiquer autrement. Votre priorité : verbaliser ce que vous souhaitez ou non. À cette fin, un travail préalable pour cerner vos propres attentes vous permettra de ne pas être dans la dépendance affective et de comprendre que le bonheur vient surtout de vous.
- La richesse d'une relation dans laquelle les personnes atypiques peuvent s'épanouir repose aussi sur une grande complicité et une sexualité sur mesure. Dans les deux cas, l'empathie, la compassion et la verbalisation bienveillante des besoins de chacun y participent.

Chapitre 4

Et quand c'est trop compliqué...

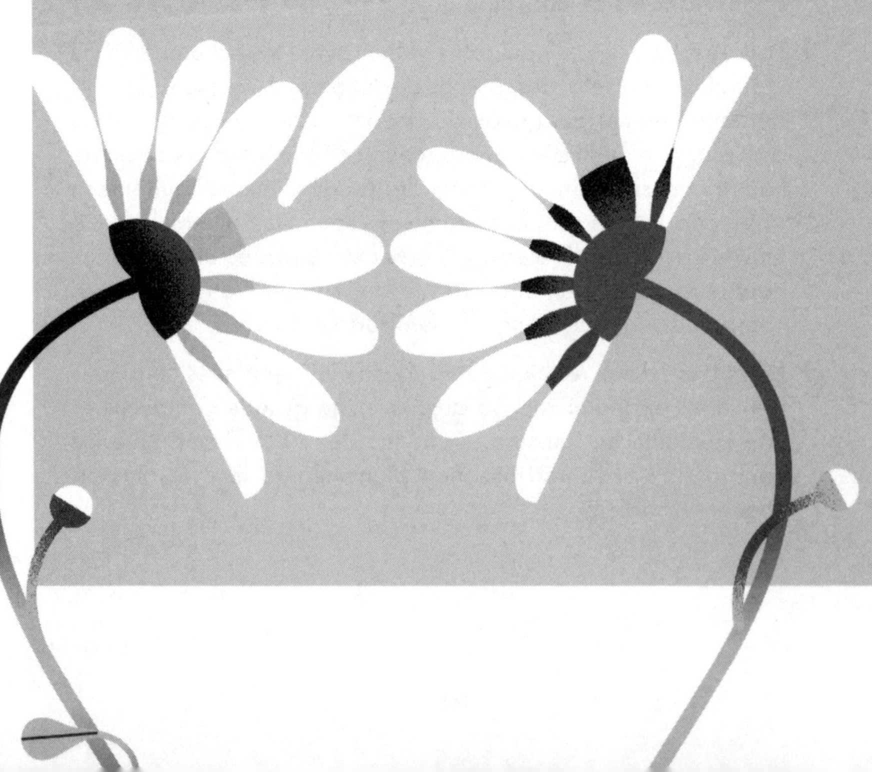

« *Au cœur de toute colère, il y a un besoin insatisfait.* »

Marshall B. Rosenberg, *Les mots sont des fenêtres (ou bien ce sont des murs)*

Parfois, malgré toutes les bonnes intentions, les exercices, les conseils et les efforts, la situation entre les membres d'un couple peut se compliquer. En cause, des différences qui, malgré l'amour, creusent un fossé qui finit par s'agrandir avec le temps, au point que les difficultés semblent inextricables. Ce constat, bon nombre de couples atypiques sont malheureusement obligés de le faire, d'autant que leurs particularités peuvent rendre encore plus intenses des situations déjà difficiles. Néanmoins, être confronté à des conflits, des rapports de force et des tensions ne signifie pas toujours qu'il faut rompre (et heureusement !). En revanche, quand la relation devient toxique, il n'y a parfois pas d'autre voie que celle de la séparation…

Quand les différences créent un fossé

Après une période de lune de miel, il arrive parfois que nous découvrions chez l'autre des différences que nous ne soupçonnions pas, que nous n'avions pas remarquées auparavant... ou que nous n'avions pas voulu remarquer. Elles se révèlent souvent au moment où l'équilibre du couple évolue, quand nous sentons que, pour nous épanouir, les choses doivent changer.

“

LE TÉMOIGNAGE
de Thomas

Ma carrière, c'était ma priorité. Je voulais mettre ma famille à l'abri du besoin, alors j'ai travaillé comme un fou, je n'envisageais rien d'autre. C'est peut-être mon atypie qui s'exprimait ainsi : je me mettais constamment à la place de ma femme et de mes enfants, je me projetais dans leurs besoins, et en même temps cette situation me convenait bien parce que j'avais moi-même besoin de ma liberté. Pour ma compagne, c'était difficile : elle me reprochait régulièrement de ne pas être disponible, mais elle était surtout trop étouffante pour moi. D'ailleurs, avec le temps, il m'était difficile d'être à la maison : je n'avais pas mes marques, les enfants ne voulaient que leur mère... Quoi que je fasse, ça n'allait pas comme elle voulait, elle voulait toujours plus. Alors, je me suis cantonné à la seule chose à laquelle j'étais utile et plutôt bon : le travail. Le soir, pour décompresser, j'allais voir mon cousin, et le week-end j'avais mes matchs de handball. Je dois avouer que je l'ai délaissée : j'avais envie de me faire plaisir, je bossais si dur. Je ne me suis pas trop creusé la tête pour savoir si elle était heureuse ou pas. Elle râlait, on se disputait, on se réconciliait... C'est la norme chez tous les couples, non ? Un soir, je suis rentré et elle avait pris toutes ses affaires en laissant les papiers du divorce sur la table. J'ai pris une énorme claque, et en même temps je crois que c'était la meilleure décision pour elle. Peut-être que j'attendais ça, au fond, peut-être qu'on sera plus heureux ainsi. Nous voulons tous être en couple, mais je ne sais pas si ça convient à tout le monde.

”

LES COUPLES ATYPIQUES FACE À LA DIFFÉRENCE

Je trouve le témoignage de Thomas particulièrement parlant. Il lui était impossible de trouver un juste milieu entre s'épanouir (individualisme) et bien faire pour tout le monde (conformisme). Son couple n'a pas pu s'en remettre. Il est loin d'être seul dans ce cas : cet équilibre n'est jamais aisé à trouver, tant il doit évoluer en tenant compte à la fois des besoins de chaque membre du couple pour leur relation et de leur constante évolution individuelle. Quand il s'agit de retrouver un équilibre à deux et de surmonter les différences, les couples atypiques sont souvent confrontés à un double phénomène.

- D'un côté, ce besoin de trouver le juste milieu entre individualisme et conformisme peut être la source d'un grand mal-être, car ils ont cette lucidité que d'autres couples n'ont pas toujours : ils savent voir les choses telles qu'elles sont ou telles qu'ils aimeraient qu'elles soient.
- De l'autre, ils peuvent avoir envie de tout remettre en question, de ne pas suivre la norme, de ne pas se positionner du côté du pouvoir établi... ou du moins pas sans l'avoir remis en question et passé par le filtre de leurs valeurs personnelles. C'est une caractéristique que l'on retrouve autant chez les hypersensibles que chez les personnes à haut potentiel, à condition qu'ils se connaissent et s'assument suffisamment pour prendre confiance en eux. Ils remettent plus aisément en question ce fameux conformisme et les carcans sociétaux, et c'est une véritable force !

CHANGER TOUT EN ÉTANT EN COUPLE : UNE QUESTION PARFOIS ÉPINEUSE !

Reste que les amoureux atypiques, comme tous les autres d'ailleurs, évoluent aussi en tant qu'individus, au gré de leurs besoins et de leurs envies, à leur rythme. C'est normal car, malgré leur atypisme commun, ils gardent leur singularité, leurs particularités et leur sensibilité propres. En revanche, quand chacun évolue différemment, la situation peut se corser pour la relation. Un exemple ? Si vous vous emballez pour l'écologie, vous allez sûrement passer des heures, des jours, des mois, voire des années, à nourrir cette passion, et vous allez naturellement employer toute votre énergie pour infléchir votre vie dans la direction choisie (prôner le zéro déchet, refuser de prendre l'avion...). Après tout, les personnes atypiques adorent se renseigner minutieusement afin de pouvoir changer les choses. Et c'est une bonne chose : il y a souvent une entéléchie, autrement dit une force de vie, qui les pousse malgré tout à militer (de bien des manières) dans l'espoir d'un changement. Le problème : vos choix, qui n'appartiennent qu'à vous, peuvent être ressentis par votre partenaire comme autant de reproches (« Tu ne t'engages pas suffisamment ! ») ou de sacrifices. La situation devient encore plus complexe si votre partenaire adopte la même démarche, mais en mettant toute son énergie dans la compréhension du développement des enfants, par exemple, au point d'en faire une obsession ! Ainsi, vous évoluerez tous les deux vite et passionnément, mais dans des sphères différentes. Et comme il est difficile d'être sur tous les fronts en même temps, chacun de vous donnera la priorité à ce qui lui semble essentiel à cet instant de sa vie. Vous pourrez bien sûr faire un pas vers l'autre, et c'est là tout le challenge, mais l'intensité propre à vos atypies va souvent vous bloquer dans votre propre raisonnement : « Le plus important, c'est nos enfants, tu ne crois pas ? » versus « Pour que nos enfants grandissent, il faut avant tout prendre soin de notre planète. » Résultat, un discours de sourd peut se mettre en place et un fossé risque de se creuser entre vous, créant des incompréhensions difficiles à dépasser. C'est une situation que l'on peut aussi retrouver lorsque l'évolution ne se fait pas à la même vitesse, ce qui est, là encore, totalement normal ! Si l'un de vous évolue plus vite dans un domaine et tente de convaincre son partenaire, ce sera bien souvent en vain !

Sur le papier, ce type de situation peut sembler inextricable, mais être en couple avec un autre atypique présente un avantage certain : les membres du couple fonctionnant de la même manière, c'est simplement la sphère ou la temporalité de l'évolution qui varient ; il est donc assez simple de prendre de la hauteur sur ces différences naissantes et les problèmes qu'elles génèrent dans le couple. Parfois même, il suffit de laisser à l'autre le temps de mûrir l'idée de ce changement, sans le lui imposer (ce qui ne serait pas bienveillant), de lui proposer des pistes de réflexion et de lui faire confiance.

ÉVOLUER QUAND ON PARTAGE SA VIE AVEC UN NEUROTYPIQUE...

Si vous partagez votre vie avec une personne qui n'est pas hautement sensible, l'évolution de chacun dans le couple peut être plus difficile à vivre. En effet, comme vous avez un système de pensée très différent, le changement n'aura pas la même intensité chez l'un et chez l'autre, au point que votre partenaire risque d'avoir la sensation de ne plus vous (re)connaître. Il est alors essentiel de lui expliquer le déroulement de votre pensée, et c'est là le plus compliqué : chez les surdoués, par exemple, la métacognition* est souvent faible. Ainsi, d'une part ils évoluent vite, mais en plus ils ne se rendent pas compte de tout ce qui se passe en eux tant leur cerveau va vite.

Problème : si vous ne prenez pas le temps de vous poser et d'expliquer à votre partenaire le déroulement de votre pensée et la logique qui vous ont permis d'en arriver à ce changement, non seulement il ne va pas pouvoir vous suivre, mais en plus il fera ses propres interprétations. Prenez donc le temps et l'énergie de faire cette introspection personnelle : revenez sur vos

* La métacognition est la capacité d'un individu à expliquer le fil rouge de sa pensée, c'est l'activité mentale qui consiste à analyser ses propres processus mentaux.

pas pour comprendre le chemin que vous avez pris et mettre des mots, afin de le verbaliser à l'autre.
J'ai été moi-même dans cette position. Mon mari et moi sommes tous deux à haut potentiel et hypersensibles, une composante que l'on a toujours su prendre en considération positivement, tant dans notre vie personnelle que dans notre vie de couple. Nous avons eu des enfants, ce qui a inexorablement augmenté la densité émotionnelle de notre quotidien.
Bien sûr, chaque situation est différente, mais dans notre cas c'était limpide : nous allions nous adapter à cet enfant si différent, si atypique par bien des aspects, et tout simplement magnifique ! Il est certain qu'être passé par le processus d'acceptation de nos propres atypies nous a permis, en tant que parents, de mieux accepter celles de nos enfants.

UN EXERCICE POUR VALORISER VOS DIFFÉRENCES

- **L'objectif :** voir le beau dans les différences de votre partenaire, s'en inspirer pour en faire un magnifique apprentissage et être sa source d'inspiration, qu'il soit la vôtre en retour, vous tirer mutuellement vers le haut en vous encourageant à reconnaître l'expertise de l'autre et à l'inclure dans votre vie.
- **La marche à suivre :** dites-vous ce que vous aimez le plus chez l'autre, le trait de caractère qui vous inspire et que vous aimeriez développer chez vous. Remerciez l'autre pour cela. Veillez ensuite à cultiver ce trait de personnalité, afin de garder cette influence positive. Par exemple, vous aimez son calme et sa patience, alors acceptez aussi de

ne pas le brusquer s'il ne met pas autant de dynamisme que vous pour certaines choses.

Pour égayer cet exercice, vous pouvez mimer, chanter, danser ce trait, le faire en musique, le dessiner... N'hésitez pas à grossir certains traits de votre personnalité pour en rire !

QUELQUES PISTES POUR SURMONTER VOS DIFFÉRENCES :

Une des plus grandes difficultés pour les couples atypiques, c'est d'apprendre à accepter l'intensité dans les différences. En effet, si des différences existent dans tous les couples, elles sont bien souvent exacerbées par les atypies. Il est alors indispensable de revoir quelques bases de communication, de confiance et de complicité, pour accueillir pleinement vos différences.

IDENTIFIEZ LES BESOINS SOUS-JACENTS À VOS ENVIES

Le but de cette distinction entre envie et besoin est de pouvoir s'ouvrir de nouvelles portes, de trouver de nouvelles solutions, ce qui est impossible à faire si on reste bloqué sur ses envies sans aller creuser ses besoins.

Par exemple, si vous avez une folle envie de chocolat, c'est bien là une envie et non un besoin. Imaginons maintenant que c'est impossible car vous n'avez pas de chocolat dans votre placard. Tentez de creuser le besoin sous-jacent : avez-vous faim ? Si oui, miser sur un aliment que vous avez en stock est possible. Avez-vous besoin de réconfort ? Si oui, autre chose ne pourrait-il pas vous satisfaire ? Vous manquez de magnésium ? Vous pouvez sûrement en trouver une autre source ! Bloquer sur une envie vous ferme à bon nombre de possibilités, puisque vous vous retrouvez juste dans un état émotionnel dense que vous tentez de fuir (quand manger du chocolat devient une obsession).

C'est déjà frustrant en soi, mais comme vous êtes atypique, cet état émotionnel sera vécu de manière encore plus intense. Vous aurez certainement plus de difficultés à passer à autre chose, ou vous y parviendrez en déplaçant votre obsession sur une autre situation. Dans le cas du chocolat, vous allez ressentir une très grande frustration, qui va donner lieu à de la colère ou à de la tristesse, voire aux deux. Ces émotions seront si puissantes et elles prendront tellement de place que l'envie va déclencher une lourde charge émotionnelle. Problème : si vous ne savez pas accompagner vos émotions pleinement ou si vous n'avez pas la possibilité de le faire, vous allez tenter de les gérer, de les contrôler ou de les fuir. Résultat : vous allez soit vous agacer sur n'importe quelle autre situation qui générera de la frustration, soit craquer pour autre chose, ou encore perdre patience plus rapidement, ce qui va, en plus de la frustration de départ, ajouter un énorme sentiment d'échec, de culpabilisation et d'autoflagellation. Et ce n'est là que l'exemple d'une friandise : imaginez quand cela s'applique à votre couple et à une envie que vous ne partagez pas et ne parvenez pas à assouvir ! Que de frustrations, de colère et d'irritation en perspective ! C'est donc tout l'intérêt de rechercher le besoin sous-jacent à votre envie : vous irez à la rencontre de vous-même, vous vous interrogerez sur vos réels besoins physiologiques ou émotionnels, et vous vous donnerez donc la chance de trouver une solution (seul ou avec votre partenaire) et de ressentir une véritable satisfaction personnelle.

NE CHERCHEZ PAS À AVOIR RAISON À TOUT PRIX !

Face aux différences qui fragilisent le couple, nous sommes souvent tentés d'avoir raison à tout prix... mais c'est justement la posture inverse qu'il faut privilégier, en même temps que favoriser l'honnêteté. De nombreux couples fonctionnent ainsi. Combien de fois ai-je entendu en médiation : « De toute façon, tu n'y connais rien, tu ne t'es pas renseigné » ou encore « Non, mais tu es trop émotif pour prendre de telles décisions », etc. Ces arguments ne viennent que nourrir notre mauvaise foi ou notre détermination à avoir raison. Certains peuvent aller jusqu'à mentir sans réellement avoir conscience de cette manipulation : par habitude, par instinct de survie, par colère, etc. Quelle que soit notre attitude usuelle en la matière, cela rentre dans un rapport de force qui est profondément délétère au couple, notamment chez les personnes atypiques.

Si vous avez déjà été dans ce cas de figure, vous avez dû remarquer que les rapports de force viennent ébranler les valeurs qui vous tiennent tant à cœur : le respect mutuel et l'égalité, ou tout du moins l'équité. Dans ces moments-là, vous avez peut-être eu la sensation de ne pas être écouté ou pas compris, vous vous êtes peut-être aussi convaincu que votre partenaire était totalement irrespectueux, et ce discours interne répété en boucle a amplifié vos ressentis. Vous avez aussi pu avoir la sensation que votre cerveau était saturé, que l'autre en rajoutait, allait trop loin. Loin d'être excessif, ce type de réaction est normal : votre cerveau fonctionne sur ce système de « tout ou rien », et être dans la demi-mesure peut être très difficile. Ce sera même peut-être complètement impossible si vous vous trouvez en difficulté sur le plan émotionnel, ce qui est presque toujours le cas quand on est dans un rapport de force avec la personne qui partage notre vie.

Ce dernier est donc bien délétère pour le couple, d'autant plus qu'il génère toujours ou presque une blessure narcissique chez l'autre. La blessure narcissique, qui est la sensation que tout son être n'est pas respecté parce qu'il ne peut pas être aimé, entraîne un manque de confiance en soi, mais aussi en l'autre, avec un sentiment de trahison et une rupture de la communication dans de nombreux cas. Le couple serait alors évidemment mis en péril... et je ne parle pas ici des gestes violents, comme les insultes ou les coups, qui ont des répercussions encore plus graves !

COMMENT SE CONSTRUISENT LES RAPPORTS DE FORCE ?

Au travers de mes lectures et de mes expériences, j'ai pris conscience que le rapport de force faisait partie des fondements identitaires, et nous le retrouvons dans tous les domaines : la publicité, la politique, les médias, les réseaux sociaux... Dans le cadre des relations sociales, il n'est pas toujours là dans le but conscient de faire du tort à l'autre, de le soumettre, de le manipuler ou de le blesser.

Dans un couple, il a une certaine utilité, du moins dans l'esprit de la personne qui l'installe. Elle s'en sert, de manière inconsciente, pour protéger son intériorité, cacher un secret de famille, donner une image favorable d'elle-même, protéger quelqu'un, ou quelque chose, ou elle-même, garder l'amour d'un proche... Si l'on peut aisément comprendre ce réflexe, le rapport de force brise petit à petit la confiance et creuse un fossé toujours plus profond entre les personnes.

CHERCHEZ À RÉTABLIR LA CONFIANCE !

Quand un rapport de force génère un déséquilibre dans votre couple, le dialogue ne peut reprendre que si vous pouvez, au préalable, rétablir un climat de confiance... Pour cela, je vous propose un petit exercice qui vous permettra de choisir le bon endroit et le bon timing pour gérer vos différends et comprendre vos différences.

UN RITUEL POUR RÉTABLIR LA CONFIANCE ET APAISER LES RAPPORTS DE FORCE

Lorsque vous parlez d'un sujet délicat, que vous n'avez pas le même point de vue ou que vous sentez que la tension monte (l'avantage d'être hypersensible, c'est qu'on le sent souvent bien assez tôt), n'hésitez pas à mettre en place le rituel qui suit.

- **1. Choisissez le moment adéquat pour parler !**

  Avant toute discussion, évitez les moments de la journée où vous êtes sursollicité par le bruit, les personnes, les enfants, la charge mentale, etc.

- **2. Veillez à votre sentiment de sécurité !**

  C'est le bon moment ? Prenez une vraie pause, comme une bulle hors du temps où vous allez vous concentrer exclusivement sur l'autre. Dans le même ordre d'idées, ritualisez votre lieu d'échange : pour aborder les conflits et les différences du moment, installez-vous dans un endroit où vous êtes tous les deux à l'aise et où vous vous sentez en sécurité (le canapé du salon, la table de la cuisine...). N'hésitez pas aussi à vous installer tout près l'un de l'autre. J'ai remarqué à de nombreuses reprises en médiation que plus les partenaires sont loin physiquement, moins ils sont enclins à être compréhensifs sur leurs différences. Rapprochez-vous, le contact peut recréer un lien de confiance.

- **3. Visualisez !**

  Avant d'entamer la discussion, commencez par vous imaginer sur un terrain de sport, peu importe lequel tant que c'est un sport collectif. Cette visualisation vous permettra de vous concentrer sur une idée essentielle : vous êtes sur le même terrain parce que vous êtes dans la même équipe, et non parce que vous vous affrontez. Rappelez-vous : prendre le pouvoir sur l'autre, c'est comme marquer contre votre propre camp, vous serez tous les deux perdants. Partez du postulat que l'autre ne veut pas vous agresser ou vous faire du mal, et donc qu'il y a une raison à son comportement.

- **4. Faites des pauses !**

Une fois la discussion engagée, n'oubliez pas que, comme dans tous les matchs, il y a des mi-temps ou, dans votre cas, des silences, nécessaires pour calmer les émotions, prendre du recul et permettre de mieux se connecter avec confiance. N'oubliez pas que les émotions vont vite crescendo chez les atypiques. Laissez-leur le temps de redescendre aussi !

NE VOUS ENTÊTEZ PAS DANS VOTRE VÉRITÉ !

Il n'est pas rare, en cas de conflit de couple, que nous cherchions à savoir qui a tort et qui a raison, à mettre en lumière notre vérité, voire à accuser l'autre de mensonge. Pourtant, les faits peuvent souvent être interprétés dans le sens qui nous arrange. La vérité n'est donc pas vraiment importante tant elle est subjective. Dans certaines situations d'ailleurs, on croit voir un mensonge là où il s'agit simplement d'une autre vérité, celle de l'autre, que nous ne comprenons pas toujours au premier abord. C'est un fait important à prendre en compte, notamment pour les hypersensibles. Beaucoup de personnes neurotypiques ont tendance à trouver que les hypersensibles exagèrent, qu'ils en rajoutent, qu'ils modifient un peu trop les faits ou les émotions. Il n'en est rien : deux personnes peuvent assister à la même scène et la décrire différemment. Or en ressentant, en analysant et en vivant le monde différemment et plus intensément, vous allez forcément, comme les autres atypiques, interpréter votre vécu de manière différente, avoir une autre vérité. Rien ne sert donc de crier au mensonge sous peine de voir l'autre douter et/ou se renfermer sur lui !

De plus, si vous estimez que votre partenaire vous ment ou qu'il est de mauvaise foi, la communication entre vous sera immédiatement biaisée. Peu importe ce qu'il va vous répondre, vous ne pourrez sûrement pas l'entendre, et chercherez peut-être vous-même à mentir pour avoir raison ou pour vous faire entendre. Résultat : un cercle vicieux finit par s'installer. Plus vous aurez l'impression que l'autre vous ment, plus vous aurez vous-même tendance à vouloir imposer votre vérité, quitte à la remanier, et plus il renchérira dans ce sens, etc. En adoptant cette posture, vous n'acceptez pas votre coéquipier avec ses différences, et vous vous positionnez bel et bien en adversaires. Lorsque certains couples qui viennent me voir s'enferment dans cette spirale d'adversité, je leur propose plus particulièrement deux pistes de travail :

- moins se centrer sur leurs problèmes et travailler en direction de leurs besoins (voir p. 44). Cela permet de recentrer la conversation sur l'essentiel (le besoin), et non sur le factuel (la vérité) ; lorsqu'on parle de besoin, on sait que c'est subjectif et qu'on n'a pas à trancher sur le fait que ce soit vrai ou non, chacun parle de soi avant tout ;
- tenter de nourrir positivement leurs différences. À cette fin, vous pouvez faire ensemble l'exercice p. 30 ou tenter la communication du pont (voir ci-après), afin de percevoir la vérité de l'autre et vous rendre compte qu'il n'en existe peut-être pas une seule...

L'EXERCICE DE COMMUNICATION DU PONT AU-DESSUS DU FOSSÉ

- **L'objectif :** essayer de communiquer sur un sujet délicat, sensible, compliqué en vous mettant à la place de votre partenaire. L'idée est de mieux cerner la vérité de l'autre grâce à l'empathie.
- **La marche à suivre :** pour parvenir à aborder ces sujets sereinement, prenez un moment au calme, quand vous vous sentez tous les deux disponibles, et surtout prêts à changer de posture. Ensuite, ouvrez le débat. Partez du postulat que vous avez tous les deux tort et/ou raison. Écoutez pleinement l'autre, entendez son besoin, ses craintes, légitimez ses émotions. Pour cela, tentez de vous mettre à sa place dans son quotidien, avec ses obligations, sa charge mentale et sa façon de penser. Vous pouvez choisir de le faire :

  → **au plus près de la réalité,** vous échangez alors les tâches ménagères, la place dans le lit et les responsabilités quotidiennes, pour quelques heures ou quelques jours ;

  → **à l'oral,** et vous commencez alors par décrire la journée de l'autre comme si c'était vous qui la viviez. Que devez-vous faire ? Quelles tâches vous incombent ? Que mangez-vous dès le matin ? Que faites-vous ensuite ? etc.

Une fois que vous êtes à la place de l'autre, que vous vous sentez investi de ses responsabilités, repensez avec sa vision des choses au sujet qui fâche et constatez que les choses vous apparaissent autrement. Évidemment, n'oubliez pas de faire cet exercice tous les deux, afin de construire ainsi un pont au-dessus du fossé qui vous séparait.

Quand le couple devient toxique

Parfois, au-delà des conflits et des incompréhensions, il y a la toxicité. Si elle peut se traduire de bien des manières dans le couple, elle peut aussi toucher toutes les relations, que nous soyons atypiques ou non... mais il est vrai que le sujet revient souvent quand on parle d'hypersensibilité ou de douance. En effet, les atypiques sont plus susceptibles d'attirer les personnes toxiques, mais aussi de l'être elles-mêmes en raison de leur intensité. Reste qu'il est important de ne pas faire de raccourcis : non seulement toutes les relations ne sont pas toxiques, mais la toxicité a différents degrés et elle a différents impacts sur la relation. Enfin, la toxicité n'implique pas la violence ou la perversion narcissique à chaque fois.

LES TROIS DEGRÉS D'UNE RELATION TOXIQUE

Je vous propose de considérer la toxicité comme une brûlure, avec trois degrés selon la gravité de la blessure et ses conséquences sur votre santé. Vous pourrez alors mieux distinguer les personnes qui sont toxiques pour vous.

LE PREMIER DEGRÉ DE TOXICITÉ DANS LE COUPLE EST LE MENSONGE

À ce stade, l'objectif du mensonge n'est pas de manipuler, mais de se protéger, d'écarter une dispute ou d'éviter de blesser l'autre, etc. Dans ce premier degré, il y a aussi les jugements et les mots qui, sous le coup de l'émotion, peuvent être vexants ou blessants. Si vous avez la sensation que votre couple se trouve dans ce premier degré de toxicité, sachez que ces comportements ne rendent la relation toxique que s'ils constituent un schéma répétitif. Si c'est le cas, d'autres signes peuvent vous mettre la puce à l'oreille : vous commencez à vous sentir mal à l'aise, à ne plus oser être vous-même, à ne plus savoir comment dire les choses et, finalement, une distance s'installe entre vous et votre partenaire. Dans le premier degré de toxicité, les conseils et les exercices vus précédemment peuvent vous aider, à condition que vous soyez de bonne foi, que vous ne vouliez pas blesser l'autre volontairement et que vous ressentiez encore beaucoup d'empathie l'un pour l'autre.

LE DEUXIÈME DEGRÉ DE TOXICITÉ EST EN LIEN AVEC LA VENGEANCE

À ce stade, il y a des non-dits très forts dans le couple, qui est miné par des difficultés à pardonner, des rapports de force lors des disputes et l'envie de chacun d'avoir raison à tout prix... quitte à blesser l'autre pour avoir le dernier mot. Dans ce deuxième degré, même si les mots sont dits sous le coup de l'émotion, ils sont volontairement choisis pour agresser l'autre afin de l'insulter, de l'humilier ou de le diminuer. Si vous avez la sensation de reconnaître ici votre couple, veillez à rechercher les signes qui ne trompent pas : vous avez la sensation que ce n'est pas normal, vous n'avez plus confiance en votre partenaire, vous avez peur que ces comportements recommencent, peur d'être vous-même, et vous vous sentez obligé de vous effacer, quitte à vous sacrifier. Le déséquilibre ainsi instauré dans la relation perdure, au point d'affecter votre estime de vous. Vous avez peut-être même la sensation que vous vous faites du mal en restant ensemble. Rappelez-vous : cela n'est en aucun cas normal.

LE TROISIÈME DEGRÉ DE TOXICITÉ EST LA VIOLENCE DESTRUCTRICE

L'un prend le pouvoir sur l'autre, psychologiquement, économiquement, physiquement, sexuellement, etc. On parlera alors facilement de manipulation, de violence grave, de soumission ou de perversion narcissique[1]. Dans ce dernier cas, même une courte période dans la relation est destructrice, et il est totalement impossible de parler de couple. Celui-ci n'existe pas, il n'y a pas d'amour, pas de respect, juste du pouvoir. Il est indispensable de fuir ce type de relation, c'est une question de survie, tout simplement.

Un repère : le violentomètre*

PROFITE Ta relation est saine quand il…	Respecte tes décisions et tes goûts Accepte tes ami.e.s et ta famille A confiance en toi Est content quand tu te sens épanouie S'assure de ton accord pour ce que vous faites ensemble
STOP **VIGILANCE DIS STOP** Il y a de la violence quand il…	T'ignore des jours quand il est en colère Te fait du chantage si tu refuses de faire quelque chose Rabaisse tes opinions et tes projets Se moque de toi en public Te manipule Est jaloux en permanence Contrôle tes sorties, habits, maquillage Fouille tes textos, mails, applis Insiste pour que tu envoies des photos intimes T'isole de ta famille et de tes ami.e.s
PROTÈGE-TOI, DEMANDE DE L'AIDE Tu es en danger quand il…	Te traite de folle quand tu lui fais des reproches « Pète les plombs » lorsque quelque chose lui déplaît Te pousse, te tire, te gifle, te secoue, te frappe Menace de se suicider à cause de toi Touche ton corps sans ton consentement Menace de diffuser des photos intimes de toi T'oblige à regarder des films pornos T'oblige à avoir des relations sexuelles

COMMENT PRÉVENIR LA RELATION TOXIQUE ?

Ce n'est pas parce que vous ne partagez pas votre vie avec une personne toxique que votre relation ne peut pas évoluer dans ce sens. En effet, le premier stade de la toxicité relationnelle peut assez aisément toucher tous les couples, a fortiori si vous êtes hypersensible. À force de vouloir faire plaisir à l'autre, vous en oubliez peut-être vos propres besoins, ce qui est toxique non seulement pour votre épanouissement personnel, mais aussi pour votre couple ! Votre priorité : éviter de basculer dans la relation toxique grâce à ces quelques pistes.

NE SOYEZ PAS JUGE ET PARTIE !

Évitez d'accuser votre partenaire de tous les maux avant de connaître son point de vue ! Si votre moitié ne vous aide pas pour telle ou telle

* Outil de prévention adapté par le Centre Hubertine Auclert, le violentomètre a été conçu fin 2018 pour sensibiliser les jeunes femmes aux violences conjugales.

chose, ce n'est pas forcément qu'elle n'en a rien à faire de vous ou qu'elle n'a pas envie de vous faire plaisir. Tentez plutôt de lui demander pourquoi elle se comporte ainsi et laissez-la réfléchir. En médiation, j'ai souvent eu l'occasion d'entendre des explications comme : « Je n'ai pas envie de passer l'aspirateur, ça ne sert à rien, elle repasse derrière moi. » On peut tout à fait le comprendre : il y a peu d'utilité à faire quelque chose si on sait que l'autre le refera immédiatement après. Là encore, essayez de ne pas interpréter ou d'imposer votre vérité, même si pour cela il faut aller à contre-courant de votre hyperempathie.

ACCEPTEZ DE NE PAS TOUJOURS VOUS FAIRE COMPRENDRE

Malgré toute la bonne volonté que vous mettez dans vos échanges, vous ne comprenez pas toujours le point de vue de votre partenaire (ni lui le vôtre), mais cela ne veut pas dire qu'il ne vous aime plus ! Beaucoup d'hypersensibles ont cette crainte de déplaire et tombent dans la rumination intellectuelle et émotionnelle : « Je ne veux pas sortir ce soir, il ne me comprend pas, il ne semble pas d'accord pour y aller un autre soir, il risque de penser que je suis pénible, donc je vais me forcer pour éviter une dispute, pour éviter qu'il ne pense des choses sur moi, car il ne me comprend pas. » Si le compromis est impossible, n'hésitez pas à lui signaler qu'il n'a pas besoin de vous comprendre pour respecter votre décision.

N'OUBLIEZ PAS QUI VOUS ÊTES ET CE QUE VOUS SOUHAITEZ

Les compromis sont indispensables, certes, mais évitez d'adopter le rôle du martyr. Si vous devez sacrifier quelque chose, jaugez ce que cela vous coûte et dites-le ; ce sera alors votre choix, pas celui de l'autre ! Si vous acceptez de déménager pour suivre votre conjoint dans une autre ville (par exemple dans le cadre d'une mutation professionnelle), inutile de vous servir de votre décision comme argument de défense lors d'une dispute, cela risquerait juste de mettre à mal votre complicité.

NE MÉLANGEZ PAS TOUT !

Lors d'une discussion houleuse, inutile de revenir sur le sujet d'une autre dispute ! La jalousie de votre moitié n'a pas de lien avec les enfants, par exemple. Veillez donc à ne pas multiplier les reproches, à aborder ensemble un thème à la fois et surtout à faire preuve d'empathie. Il est fort désagréable d'être assailli de reproches, surtout lorsqu'on est hyperempathique (effet neurones miroirs garanti !).

PESEZ VOS MOTS ET, SI VOUS N'Y ARRIVEZ PAS, N'HÉSITEZ PAS À VOUS EXCUSER

C'est rarement la faute de l'autre si vous sortez de vos gonds. Soit vous avez trop attendu pour parler de ce qui vous tracasse, soit vous avez tendance à partir au quart de tour. Dans les deux cas, la personne qui partage votre vie mérite d'être considérée avec respect. Et si l'émotion est trop forte, préférez reporter la discussion ou vous excuser auprès de votre conjoint pour les termes employés.

N'HÉSITEZ PAS À DEMANDER DE L'AIDE SI LA COMMUNICATION SE FIGE

Il existe de nombreux professionnels compétents : psy, thérapeute, médiateur, coach... Demander de l'aide n'est pas le signe d'une incompétence, mais celui d'une grande sagesse : reconnaître une limite pour mieux la dépasser.

SOYEZ HONNÊTE !

J'aurais pu commencer par là, mais c'est finalement le conseil le plus difficile à mettre en place car, pour être honnête envers l'autre, il faut avant tout être honnête envers soi-même. La malhonnêteté dans les disputes sur le long terme mène souvent à une perte de confiance dans son partenaire. Ainsi, ayez l'honnêteté de dire quand vous doutez ou quand vous vous sentez perdu dans vos propres émotions, et sachez accueillir l'honnêteté de l'autre avec bienveillance. N'oubliez pas ce besoin indispensable d'authenticité : si vous sentez que l'autre n'est pas honnête ou si vous ne pouvez pas l'être vous-même, alors votre complicité et votre couple en pâtiront.

QUAND LES DISPUTES DEVIENNENT TOXIQUES

Si nous pouvons tout mettre en œuvre pour prévenir la relation toxique, il est parfois bien difficile d'éviter les débordements dans notre relation amoureuse. C'est une évidence : il y a des moments plus propices aux disputes, et ces prises de tête concernent tous les couples, atypiques ou non. Cependant, quand ils deviennent une habitude et dépassent le seuil acceptable pour l'un des partenaires ou pour les deux, les conflits amoureux peuvent eux aussi devenir toxiques pour le couple, comme en atteste Elioz.

“

LE TÉMOIGNAGE
d'Elioz

Nous sommes tous les deux très intenses, tout feu tout flamme. Cette passion nous a toujours animés. Tous les deux très sensibles, nous avons vécu chaque jour de manière puissante, que ce soit dans notre vie de couple comme dans notre vie sexuelle. C'était fort, passionné et magique. Il y avait peu de disputes au début, et quand il y en avait elles passaient vite tant on voulait passer rapidement à autre chose (on déteste les conflits tous les deux). Mais voilà, nous prenions beaucoup sur nous pour les éviter, et nous avons fini au bout de quelques années par alterner non-dits et reproches, tels des couteaux bien aiguisés. En quelques mots, le poignard était planté. Il suffisait de peu de mots pour faire des ravages, alors nous tentions de ne rien dire et c'était pire. Au final, il s'est installé entre nous beaucoup de rancœur, jusqu'à ce que chacun déteste l'autre avec passion… C'est étrange, mais nous nous sommes quittés comme ça, en nous détestant intensément.

”

QU'EST-CE QU'UN CONFLIT ACCEPTABLE (POUR VOUS) ?

Si j'aborde ici la question de l'acceptabilité du conflit, c'est qu'il y a, selon moi, un véritable phénomène de normalisation de la violence dans le couple. J'ai ainsi eu l'occasion de rencontrer en séance bon nombre de couples qui se disputent, certes, mais surtout qui ne connaissent que ce schéma pour communiquer. Il est d'ailleurs à ce point répandu qu'il en est devenu une norme, reprise même dans les films, notamment comme préliminaires à un acte érotique. On veut nous expliquer que se disputer avec sa moitié est un signe de bonne santé du couple, et que cela annonce une réconciliation sur l'oreiller... Eh bien non, et encore moins chez les couples atypiques et/ou hypersensibles, car leur mémoire émotionnelle est plus grande. Ils vont donc se souvenir plus longtemps et avec plus de douleur des moments difficiles et des émotions désagréables.

Dans ce contexte, chacun a donc son baromètre d'acceptation, et c'est tout à fait normal : après tout, une relation conflictuelle engendre de vives émotions et consume la force vitale, même chez les couples qui ont l'habitude de se disputer. Nous n'avons pas tous le même temps et la même énergie à mettre dans une dispute. Parfois, il y en a en trop, et c'est là que la toxicité peut entrer en jeu.

QUELQUES PISTES POUR ÉVITER QUE LE CONFLIT NE DEVIENNE TOXIQUE

Pour désamorcer les conflits et éviter une certaine toxicité dans votre couple, suivez les quelques conseils ci-après...

Essayez de prendre du recul

Être agacé, énervé, cela arrive à tout le monde. Ne vous formalisez pas si c'est le cas de votre partenaire ou le vôtre, et même mieux : accueillez sa réaction. Après tout, accepter que l'autre pense différemment ou exprime les choses de façon différente, c'est aussi vous permettre à vous-même d'être différent.

Mettez des mots sur vos maux

Aussi communs que soient ces moments de frustration, les émotions que vous ressentez lors de ces échanges houleux ne doivent pas être banalisées. Au contraire, elles sont là pour vous indiquer qu'un ou plusieurs de vos besoins ne sont pas satisfaits ou qu'une de vos valeurs a été bafouée (voir p. 73). Vous vous sentez agacé ? Tentez de mettre des mots sur vos émotions. Non seulement cela vous permettra de les extérioriser de manière positive, mais cela les rendra plus conscientes et plus accessibles à votre partenaire, afin de trouver la meilleure solution à vos besoins.

ANALYSEZ VOS RESSENTIS !

Si vous avez du mal à mettre des mots sur vos ressentis au cours de vos disputes, veillez à procéder par étapes.

- **1. Tentez de décrire ce qui se passe dans votre corps** de manière très factuelle (chair de poule, montée de chaleur, tremblements, boule au ventre, tête qui tourne...). Cette première étape vous aidera à vous calmer, et donc à verbaliser vos émotions plus sereinement.
- **2. Mettez des mots sur vos émotions :** pour les verbaliser, n'hésitez pas à utiliser une roue des émotions. Imprimable en ligne, elle vous permettra de trouver le mot exact qui convient à votre ressenti. Une autre piste : chercher un synonyme peut vous aider à affiner vos pensées. Ce sera très utile pour vous, qui cherchez à choisir des mots qui ont du sens.

Positivez vos disputes !

Oui, il y a bien du positif dans les conflits, comme la possibilité d'évoluer sur un sujet qui bloque, de vous améliorer en communication, de voir les choses autrement, d'être simplement fier de vous pour avoir réussi à vous écouter, etc. Toute situation peut être vue de manière positive, même la plus difficile. Il est d'autant plus important de développer cet optimisme que vous avez sûrement tendance, en tant qu'hypersensible, à revivre régulièrement vos souvenirs avec une forte mémoire émotionnelle, ce qui génère parfois de la rumination mentale (voir p. 164).

Prenez de la distance avec les émotions de l'autre

Sous l'impulsion de nos neurones miroirs (voir p. 27), nous « dupliquons » souvent l'énervement de l'autre. Donc, en cas de dispute, veillez à temporiser votre réaction et à vous écouter, mais aussi à vous rendre compte que l'autre a certainement une influence sur votre état émotionnel. Si vous êtes plus calme, vous aiderez votre partenaire à s'apaiser, en particulier si vous êtes dans une posture empathique et ouverte à l'écoute !

Écoutez sans vous victimiser

Quand votre partenaire vous parle de lui, de ce qui ne va pas et de ce qu'il voudrait, vous réagissez peut-être comme la plupart des gens : soit vous vous sentez attaqué, et donc vous vous mettez directement sur la défensive, soit vous êtes tenté de vous plaindre vous aussi. C'est alors à celui qui a la pire vie... ce qui amène forcément à compter les points !

Dans les deux cas, c'est forcément délétère pour la communication, et donc pour la relation de couple. Alors, bien sûr, il semble important que celui qui parle de lui le fasse avec le pronom « je » et non le « tu » (qui tue... la communication !), mais cela demande aussi à celui qui écoute de bien se distancier et de prendre en compte la charge émotionnelle de la situation.

Être dans l'écoute active, c'est vous distancier de ce qui se passe dans votre propre tête (ne pas être dans la contre-argumentation ou la recherche d'une vérité « objective », ne pas tout prendre personnellement), pour vous concentrer pleinement sur votre partenaire.

Ne priorisez pas les arguments

Vous avez peut-être tendance à argumenter lorsque l'autre n'a pas le même point de vue que vous. Cet automatisme est hérité de notre culture et de notre éducation, qui priorisent la logique à l'émotionnel. Dans les disputes de couple, c'est donc à celui qui aura les arguments les plus pertinents, selon les critères sociaux en vigueur. Par exemple, si vous vous disputez au sujet de l'éducation des enfants, il est possible que l'un de vous avance l'argument massue « On a toujours fait comme ça, donc il est logique de continuer de faire la même chose que tout le monde. » L'autre partenaire peut alors avoir le sentiment que ça ne convient pas, sans trop savoir l'expliquer, et se sentir bien démuni de ne pas pouvoir contrebalancer cet argument.

En revanche, les arguments sensitifs, les ressentis et les pressentiments, très utilisés par les hypersensibles, sont souvent mal accueillis, voire moqués. Si vous n'avez que votre intuition pour expliquer vos choix, vos décisions, vous pouvez ne pas vous sentir écouté, car il est malheureusement assez rare que l'intuition soit réellement prise en considération, surtout dans un conflit. Vous pouvez alors vous sentir bafoué dans ce que vous ressentez. Gardez en tête que les ressentis doivent être pleinement légitimés pour éviter une contre-argumentation que vous vivriez comme un rapport de force.

Plus généralement, je vous invite à réfléchir aux arguments émotionnels, car nous sommes tous pareils : parfois, nous ne savons pas expliquer les choses, nous ne les comprenons pas, mais nous sentons que nous ne sommes pas d'accord. Laissez donc la possibilité à l'autre d'exprimer ses ressentis, ses émotions... et ne soyez pas dans cette lutte et dans la classification des arguments. Cela vous permettra d'une part d'avoir une communication non violente, et donc d'être plus bienveillant dans votre couple, mais également de comprendre le besoin de votre partenaire, de le respecter et donc d'apporter de nouvelles pistes de résolution.

QUAND LA TOXICITÉ PROVIENT D'UN DES MEMBRES DU COUPLE

Quand la toxicité relationnelle ne vient pas de l'évolution de la relation ou des conflits, elle peut provenir de l'un des deux partenaires. À ce titre, il me semble indispensable de rappeler que n'importe qui peut être toxique, y compris les personnes hautement sensibles, comme vous...

QUAND NOTRE MANQUE DE CONFIANCE EN NOUS AFFECTE NOTRE COUPLE

Le manque de confiance en soi génère des attentes très fortes sur le couple, en particulier chez les personnes atypiques. En effet, beaucoup d'hypersensibles disent qu'ils ont besoin d'être en couple pour se sentir heureux, que c'est ainsi qu'ils se sentent aimés. Dès le départ, ces attentes peuvent créer un environnement plutôt toxique, où le besoin de fusion ne sera jamais suffisant, où la personne atypique en voudra toujours plus. Cela peut alors donner lieu à de la jalousie, à des demandes de preuves d'amour de plus en plus fortes ou rocambolesques, etc. Face à ces attentes, l'autre craque, bien sûr, et cherche à retrouver une certaine liberté. Pour la personne atypique, la situation devient ingérable : la fusion n'étant pas possible, elle va ressentir un profond mal-être, et finir par se dire que « c'est tout ou rien », d'où les menaces de rupture voire parfois de suicide.

SOMMES-NOUS TOUS TOXIQUES ?

Vos différences peuvent profondément affecter votre partenaire, a fortiori s'il a un fonctionnement opposé au vôtre. Un exemple ? Si vous avez souvent besoin de parler, d'exprimer vos émotions, alors que votre partenaire a des difficultés à le faire ou est plutôt sanguin, et donc a surtout besoin de s'isoler pour ne pas exploser, alors deux forts besoins vont se confronter. Il est possible que vous usiez de violence à l'égard de votre partenaire en lui demandant ce qu'il a, pourquoi il réagit comme ça. Il est tout aussi possible que vous le fassiez culpabiliser de ne pas vous en avoir parlé. Ne se sentant pas à la hauteur, il finira par vous reprocher votre fonctionnement. Votre objectif : vous rendre compte que certaines différences ne peuvent pas être gommées et accepter de ne pas changer l'autre, mais aussi faire le deuil d'une relation idéale, car le consentement et le respect des différences sont toujours les garde-fous pour ne pas tomber dans une relation toxique.

Reste que certaines personnes peuvent être foncièrement toxiques, comme en atteste le témoignage de Corinne, dont le conjoint frise la perversion narcissique.

“

LE TÉMOIGNAGE
de Corinne

Il avait dix ans de plus que moi, on pouvait le croire plus mature, il se donnait des airs, mais en réalité c'était encore un enfant, un enfant totalement effrayé. Je le sentais, mon intuition de grande sensible le savait. Au début, je ne voulais pas le voir, puis petit à petit mes copines ont mis le doigt dessus. J'ai d'abord refusé d'admettre que c'était un problème, prétextant un manque de confiance en lui, mais, les années passant, j'en ai eu assez. Assez de me prendre des remarques sur mes kilos en trop, assez d'entendre que je me laissais aller. Lui, il avait le temps d'aller à la salle de sport ; moi, je trimais avec le boulot et les enfants, et donc effectivement, le soir, j'étais épuisée. Un jour, tout est sorti. Il a alors fait son Calimero, disant qu'il était fatigué, qu'il avait la pression au travail et que je la lui mettais à la maison, que j'étais exigeante. J'ai tout gobé, car il est vrai qu'on m'a souvent dit que j'étais trop exigeante (lié à ma douance, certainement). Il a été tout gentil durant quelques semaines… puis de nouveau des reproches, des blagues sur mon physique, des attaques sur notre fils, qui selon lui pleurait pour rien (mon fils est hypersensible, comme moi). À chaque fois, c'était la même chose : quand j'en avais marre, il se faisait passer pour la victime. Je suis restée dix ans avec cet homme, le père de mes enfants, une personne qui finalement ne m'a jamais aimée et n'a même jamais su qui j'étais. Le quitter a été la plus dure des décisions, mais aussi la plus libératrice.

”

LES ATYPIQUES, UNE CIBLE DE CHOIX POUR LES PERVERS NARCISSIQUES ?

On me demande souvent si les personnes hypersensibles sont plus victimes des pervers narcissiques[2] : pas forcément mais il est vrai que les personnes à haut potentiel émotionnel sont une cible de choix :

- leur hyperempathie les rend plus accessibles ;
- il est souvent plus difficile pour elles de mettre un terme à une relation, de peur de faire de la peine à l'autre ;
- leur grande humanité les pousse souvent à nier l'idée que la personne avec qui elles sont soit réellement malsaine. Elles ont plutôt tendance à vouloir la sauver, l'aider, ou du moins la préserver, même en cas de perversion, quitte à rester une de ses victimes.

Dans les faits, on peut tous tomber dans le piège d'une relation toxique, qu'on soit hypersensible ou non. La faille est alors bien souvent en lien avec un manque de confiance en soi, même si ce manque est temporaire et strictement lié à un domaine en particulier (professionnel, physique, etc.).

QU'EST-CE QUE LA PERVERSION NARCISSIQUE ?

C'est le psychanalyste Paul-Claude Racamier qui utilise ce terme pour la première fois en 1992. Il définit les pervers narcissiques (PN) comme des pervers non pas sexuels, mais moraux, qui représenteraient entre 2 et 3 % de la population. Ce sont souvent des personnes qui brillent en société, de bons orateurs, charismatiques, très bien entourés et qui, dès le départ, vous proposent de l'aide. Elles sont attirées par les personnes empathiques, sensibles et créatives, puisqu'elles vont se nourrir de ces qualités qu'elles n'ont pas et faire en sorte d'exploiter vos belles caractéristiques en les copiant ou vous demandant de faire des choses pour elles.

Leur jouissance : humilier l'autre et disqualifier son moi. Bien sûr, on peut tous avoir, de manière occasionnelle, des comportements qui s'approchent de ceux d'un PN, mais pour ce dernier, la vie est un terrain de jeu, et les personnes, des pions à manipuler selon son bon vouloir. Ainsi, il ne ressent pas de réel regret, ni d'empathie. Il est simplement dans l'imitation des bons sentiments, qu'il s'approprie pour mieux les manipuler. Surtout, il se considère comme supérieur, ne doute pas de lui et ne se remet donc jamais en question (notamment dans le cadre d'une thérapie). En revanche, il peut vous persuader que VOUS avez besoin de consulter, de vous faire aider et, pire, que c'est VOUS le manipulateur !

COMMENT S'EN SORTIR ?

Il est toujours délicat de savoir si on a réellement affaire à un pervers narcissique. Pour vous guider, n'hésitez pas à vous focaliser sur vos ressentis et à vous poser ces questions sur votre épanouissement :

- Vous sentez-vous en confiance, respecté ?
- Avez-vous la sensation de ne pas pouvoir être vous-même ?

- Depuis que cette personne est dans votre vie, qu'est-ce qui a changé ?

Vous trouverez peut-être cet exercice un brin redondant, voire lassant, mais il est indispensable, et c'est pour cette raison que je le martèle ! Pour de nombreux atypiques en effet, il est très difficile d'admettre que certaines personnes puissent être foncièrement mauvaises, de prendre des distances, d'observer la situation de manière rationnelle. Vous êtes dans ce cas de figure ? Finissez-en avec le complexe du sauveur : à vouloir à tout prix démontrer qu'il y a du bon en chaque personne, vous allez finir par vous brûler les ailes. Vous ne pouvez pas sauver un pervers narcissique, vous ne pouvez que vous sauver vous-même en prenant vos distances ! La question n'est donc pas de savoir si votre partenaire est PN ou non, mais plutôt de savoir si vous êtes heureux ou pas avec lui... Dans le cas contraire, fuyez ! Vous méritez de trouver le bonheur.

Quand la rupture est inévitable

Dans certaines situations conjugales, notamment quand les relations sont toxiques, la rupture est malheureusement inévitable. Lorsque nous construisons un couple, nous nous investissons dans une relation et nous nous projetons dans l'avenir avec une personne, il est donc très douloureux de faire face à une rupture. Il s'agit d'un véritable deuil à faire, le deuil du manque de l'autre et de la disparition d'une relation. Il faut réapprendre à vivre autrement, sans ce partenaire dans notre vie. Il faut réorganiser cette dernière, parfois totalement, surtout quand nous avons partagé des années de souvenirs, une maison, des amis...

LA RUPTURE, UN VÉRITABLE DEUIL

Il est essentiel de ne pas minimiser la souffrance que nous pouvons ressentir pendant une rupture. D'ailleurs, les thérapeutes sont nombreux à le rappeler à leurs patients : lors d'une rupture, vous passerez par les mêmes étapes que lors du décès d'un proche.

LES CINQ ÉTAPES DU DEUIL

Selon le modèle d'Elisabeth Kübler-Ross, psychologue et spécialiste du comportement, il y a dans le deuil cinq étapes, qui correspondent à différentes émotions.

- **Le déni**
  C'est la phase initiale : nous sommes alors sous le choc face à la nouvelle, un peu comme si nous prenions un coup de massue. Nous ne comprenons pas ce qui se passe, au point de croire que c'est impossible. Émotionnellement, c'est trop difficile, notre esprit cherche donc une issue. Le déni nous offre le temps de nous adapter à la situation.
- **La colère**
  Dans cette deuxième phase, la colère se mêle au sentiment d'injustice : nous nous demandons pourquoi cela nous arrive à nous, qu'est-ce qu'on a fait pour mériter cela. La colère peut alors mener à l'agressivité, ce qui est compliqué pour l'entourage. En réalité, cette colère cache une profonde tristesse non exprimée et la peur d'un avenir différent.
- **Le marchandage**
  Face à une douleur et à une tristesse trop grandes, nous sommes prêts à tout pour changer la situation. Dans le cadre d'une rupture, nous pouvons ainsi promettre certaines choses ou faire du chantage affectif. L'objectif : reprendre le contrôle de la situation, car le deuil nous paraît insurmontable.
- **La dépression**
  C'est l'étape la plus douloureuse. Nous acceptons toutes ces émotions et sommes envahis par la tristesse, qui prend toute la place. Nous nous laissons enfin aller pour que notre esprit puisse affronter la réalité. À ce stade, il est important de demander de l'aide tant le deuil peut avoir des répercussions importantes sur notre santé et notre vie sociale. Cette étape, qui est parfois très longue, peut ouvrir les vannes de deuils non faits du passé. Peu importe que nous soyons ou non atypiques : la capacité à sortir rapidement de cette phase dépend davantage de la résilience de la personne que de sa sensibilité.

- **L'acceptation**
  Nous apprenons à faire avec la douleur, à vivre dans une nouvelle réalité, sans l'être aimé et perdu. Nous allons donc nous reconstruire, aller de l'avant et réorganiser notre vie.

L'idée centrale face au deuil est d'accepter que cela puisse prendre du temps. Les étapes du deuil ne sont pas linéaires et des retours en arrière sont possibles, alors gardez en tête que le temps est un allié dans l'acceptation de la rupture.

L'intensité de la douleur liée à une rupture varie évidemment selon les personnes et la nature de la relation, mais plus nous avons été dans une perspective consumériste de l'autre et de l'amour (voir p. 128), plus nous avons aimé l'autre pour ce qu'il représentait et non pour ce qu'il était, plus se révèlent notre propre faille narcissique et le désamour que nous pouvons avoir pour nous-mêmes. Résultat : la rupture est particulièrement dévastatrice. Forcément ! Le fait de transférer sur notre partenaire nos propres souffrances accroît ce que nous attendons de lui au point de l'oppresser, ce qui rend la séparation à la fois inévitable et douloureuse.

Il sera donc nécessaire de réinvestir qui vous êtes, que ce soit en amont d'une rupture (quand vous pressentez que les choses ne s'améliorent pas) ou lorsqu'elle est déjà effective. Ce réinvestissement demande de passer du temps avec vous-même, d'aller à votre redécouverte, de faire des activités qui vous font du bien et que vous n'avez peut-être plus exercées depuis longtemps, ou même de vous essayer à de nouvelles. Votre partenaire n'a jamais été motivé pour faire de la danse de salon avec vous ? Que cela ne tienne, lancez-vous dans un cours, faites cette expérience en solo et vous allez vous rendre compte que vous pouvez continuer d'exister sans lui.

LES HYPERSENSIBLES FACE À LA RUPTURE

L'intensité si particulière aux atypiques se retrouve aussi dans la rupture... et malheureusement, cela peut faire mal. Pour les personnes atypiques dotées d'une grande sensibilité (donc pas pour tous les atypiques), la fin de la relation peut être totalement dévastatrice : elles remettent tout en question, même parfois l'utilité de la vie elle-même.

"

LE TÉMOIGNAGE
de Paul

Elle était tout pour moi, peut-être trop. Lorsqu'elle m'a quitté, j'étais effondré, j'ai cru que j'allais mourir, me tuer, et cela même si nous n'étions pas heureux. Je le lui ai dit. On s'est fait tant de mal, je l'ai tellement détestée, si vous saviez. Finalement, avec le recul, je me demande si c'était vraiment de l'amour. C'était de la passion, comme dans les films, mais on ne s'est pas aimés pour qui on était, seulement pour ce dont on avait besoin. C'est si différent.

"

QUAND L'ATYPIE EXACERBE LA DOULEUR

Comment expliquer que la rupture soit si dévastatrice, que ces idées de mort apparaissent ? Plusieurs facteurs peuvent entrer en ligne de compte...

- **L'histoire inconsciente passée**
  C'est par son biais qu'apparaissent souvent les idées de mort. En effet, selon Jacques Lacan, penser à la mort ou au suicide dans le cadre d'une fin de relation constitue « un don réel de son corps à l'autre, comme un moyen d'établir un lien direct et réel avec lui, comme une tentative de réparer ce qui, dans le symbolique, a été altéré[3] ». En d'autres mots, c'est comme si nous tentions par notre

sacrifice de combler un vide afin de créer un lien avec l'autre. Beaucoup de témoignages de personnes atypiques vont dans ce sens.

- **Le manque de confiance en soi**
  Ces idées de mort expriment à la fois un désir de mourir (mettre fin à nos souffrances) et un désir de viser l'autre en commettant l'acte ultime. Dans le cadre d'une rupture amoureuse, dire à une personne qu'on va mettre fin à ses jours est une sorte de punition : nous voulons que l'autre souffre avec nous de cette décision. C'est avec cette mise en perspective que nous pouvons d'ailleurs comprendre, parfois, que nous n'étions pas dans une relation saine. En arriver à ce type de menaces montre que notre couple est resté dans la fusion (le fameux 1 + 1 = 1) et que nous n'avons pas évolué vers un épanouissement personnel, mais plutôt cherché à compenser une faille narcissique, un manque de confiance en nous. Bien entendu, si vous êtes dans cette perspective, avec des idées de suicide ou l'envie de vous faire du mal, il est indispensable d'aller consulter un thérapeute. Ne restez jamais seul avec des idées sombres, sachez tendre la main et demander de l'aide.

- **L'hyperémotivité**
  Chez les couples hypersensibles, la séparation est toujours colorée par l'hyperémotivité. Elle favorise parfois l'incompréhension et le manque de soutien de l'entourage, ce qui accroît la peine ressentie. Peut-être avez-vous eu droit, dans un de ces moments difficiles, à ces remarques classiques : « Tu exagères », « Maintenant, faut passer à autre chose », « Arrête d'en faire tout un drame », etc. C'est encore plus dévastateur ! Il est important de ne pas nier votre souffrance, même si on tente de vous dicter ce que vous devriez ou non ressentir. Une rupture, c'est avant tout un deuil ; elle n'a ni la même temporalité ni la même intensité pour tous, en particulier pour ceux qui ont une grande mémoire émotionnelle. Il n'y a aucune norme, c'est donc toujours la même difficulté : trouver sa manière à soi d'aller mieux. Une astuce peut aider l'hypersensible que vous êtes : vous nourrir intellectuellement. En effet, plus vous allez vous recentrer sur quelque chose qui vous intéresse, plus

votre mémoire sera occupée à autre chose que la rupture. Ce n'est pas toujours évident et, là encore, il n'y a pas d'obligation, mais n'hésitez pas à sortir, à aller au musée, au théâtre, au cinéma, à lire, etc. Le but est d'amener une nourriture intellectuelle assez riche à votre cerveau pour l'empêcher de verser dans la rumination mentale de vos émotions.

À CHACUN SON DEUIL D'AMOUR

Pour trouver notre façon d'aller mieux, nous avons un don, une force incroyable : la résilience. En psychologie, la résilience est la capacité d'un individu à faire face à un traumatisme, à un grand stress, et surtout à pouvoir s'y adapter sans s'enfermer dans la peur et la tristesse. Cette résilience se constitue dès les premières années de vie, mais aussi au fur et à mesure des expériences et des rencontres, dès lors que nous gravitons dans un environnement bienveillant. Chacun dispose donc de son propre niveau de résilience, qui évolue avec le temps et la situation. On parle dès lors de résilience physique, psychique, sociale ou émotionnelle, et il faut savoir qu'elle peut être mise à mal en cas de grand stress sur une longue période.

Parce qu'il faut plus de temps aux atypiques pour rebondir et que leurs émotions sont exacerbées, on croit souvent qu'ils ont une capacité de résilience peu développée. Ma pratique professionnelle ne cesse de me démontrer le contraire : ils sont en fait très résilients, c'est simplement la forme de leur résilience qui diffère. La personne hypersensible étant plus susceptible d'être confrontée à l'épreuve qu'un neurotypique, elle est plus souvent blessée, et parfois touchée plus intensément ou plus gravement par les épisodes de vie douloureux. L'effondrement qui s'ensuit peut paraître totalement exagéré depuis l'extérieur, mais la résilience est souvent spectaculaire. Il est à noter toutefois que la capacité de résilience dépend moins de l'atypie que du parcours personnel de chacun. Ainsi, plus vous êtes entouré et en confiance, plus il vous sera aisé de surmonter les épreuves, même après une chute violente. La plus grosse difficulté reste donc souvent la sensation de solitude qu'éprouvent les atypiques ; beaucoup font de grands efforts d'adaptation, mais ils n'arrivent pas toujours à créer des relations authentiques (malgré ce fort besoin) par peur d'être eux-mêmes, et donc rejetés. Ils se sentent alors mal entourés et peu soutenus, ce qui peut avoir un fort impact sur leurs capacités de résilience.

“

LE TÉMOIGNAGE
de Christine

Il me l'a dit comme ça, sans sourciller, en me précisant que je devais m'en douter de toute façon. Entre le fromage et le dessert, comme on dit, il m'a annoncé qu'il partait avec son assistante. C'était un tel cliché que j'ai juste été sous le choc. Je n'ai rien dit, je suis restée assise à table. Je ne sais pas combien de temps a passé, mais quand j'ai repris mes esprits il était parti. J'ai tout cassé dans la cuisine, je me suis fait mal en glissant sur des morceaux de verre, il y avait du sang partout. Allongée là, dans la cuisine, je me suis dit que ça ne me gênait pas de mourir, là, maintenant. Le choc était si brutal, le battement de mon cœur était assourdissant, je ne sentais plus le reste de mon corps. J'ai dû passer la nuit sur le sol de cette cuisine. Je sais bien que ça paraît totalement fou et exagéré, mais je crois que ça m'a fait du bien de me laisser aller un bon coup comme ça, à l'abri des regards. Le lendemain, j'étais surtout en colère, mais le choc était passé.

”

Je trouve que le témoignage de Christine est un bel exemple de résilience liée à l'écoute de ses besoins propres. Bien qu'il s'agisse ici de sa solution à un instant précis de sa vie – une solution qui ne peut pas s'appliquer à toutes les situations –, le fait que Christine ait pu aller au fond d'elle et comprendre ses besoins a été essentiel, lui a ensuite permis d'aller de l'avant. Ce n'est pas toujours le cas :

il n'est pas évident de savoir comment réagir, pas évident de se laisser aller pleinement à ses ressentis. Souvent, les atypiques que je reçois en séance avouent craindre de devenir fous, comme si être dans la maîtrise leur permettait de ne pas terminer en camisole de force. Ils ont peur d'eux-mêmes, car on leur a toujours fait croire que leurs réactions étaient anormales, totalement exagérées, et qu'il serait bon qu'ils se canalisent. En pratique, beaucoup n'ont pas de colère en eux ; lorsqu'ils libèrent tout, ils pleurent ou utilisent les arts pour s'exprimer.

UNE RUPTURE QUI S'ACCOMPAGNE DE PRESSIONS

Si les atypiques redoutent parfois leur réaction face à la rupture, ils sont, dans leur peine, soumis à une autre contrainte qui rend la séparation encore plus difficile pour eux : les injonctions sociales.

DES INJONCTIONS MÊME DANS LA RUPTURE !

En effet, même quand le couple se sépare, la pression de devoir faire comme il faut, de rentrer dans le moule se fait sentir. Il faudrait faire vite, ne pas se laisser aller, ou du moins ne pas montrer publiquement qu'on va mal, « performer » dans la rupture. Pour certains atypiques hyperémotifs, devoir gérer leur rupture ainsi est une pression très douloureuse tant elle va à l'encontre de leur singularité, qui les pousse à toujours réfléchir à leur manière de réagir en profondeur, en envisageant toutes les possibilités, par peur de se tromper. Ils vont trouver que tout va toujours trop vite et vont vouloir appuyer sur le bouton pause pour reprendre leur souffle dans la rupture, qu'ils vivent souvent comme chaotique. A contrario, certains atypiques peuvent culpabiliser de se remettre rapidement de la fin de leur histoire. Je remarque dans ma pratique que cela peut être le cas de personnes à très haut potentiel intellectuel ou ayant des caractéristiques de troubles autistiques (attention, point de généralités, bien sûr), qui peuvent se remettre d'une rupture en quelques jours.

C'est la raison pour laquelle je rappelle toujours avec insistance que, dans le deuil d'amour, chacun a sa propre temporalité et sa manière de vivre sa peine. Votre objectif, si vous traversez une période de rupture compliquée, est de faire fi de ces injonctions et de repenser votre propre norme autour de la séparation. Plutôt que culpabiliser, réfléchissez à l'« idéal d'être » que vous souhaitez pour vous-même, tout en gardant à l'esprit que cet idéal est, là encore, soumis à vos propres représentations, et donc en constante évolution. Garder cette idée en tête vous permettra aussi de déculpabiliser si vous n'arrivez pas à atteindre cet idéal : non, vous n'avez pas besoin de vous séparer « parfaitement » !

COMMENT TROUVER VOTRE PROPRE MANIÈRE DE DÉPASSER LA RUPTURE

On dit souvent que la personne atypique est son propre thérapeute, et ce n'est pas totalement faux. C'est d'ailleurs une des plus grandes difficultés à laquelle vous serez confronté : vous ne trouverez jamais personne exactement comme vous, aussi atypique que vous, même parmi ceux qui vous entourent. Pour trouver votre propre solution, faites confiance à votre intuition, reconnectez-vous à vos sensations physiques (ne vous enfermez pas dans l'intellect) et nourrissez de grands moments d'introspection, comme vous avez l'habitude de le faire. Vous trouverez alors sûrement de multiples pistes à explorer, et l'une d'entre elles vous conviendra forcément !

LA LOURDE PRESSION POST-RUPTURE

Une rupture est toujours très compliquée à vivre pour les personnes atypiques, et la difficulté de la situation est encore amplifiée par la pression sociale portant sur le fait d'être en couple. Nombreux sont les hypersensibles qui, à l'image de Christine, ressentent très fortement cette pression. Particulièrement sensibles aux mots comme au langage non verbal, ils décrivent souvent que le plus dur après la rupture a été le regard que les autres portaient sur leur situation. Confrontés tour à tour à la pitié et à la méfiance, ils avaient bien du mal à faire leur travail de deuil. Il est donc important de bien prendre conscience de ce poids supplémentaire pour vous protéger au maximum. Comment ? En premier lieu, sachez que vous n'êtes en aucun cas obligé de parler de votre rupture, ce n'est pas affiché sur votre tête et ça ne regarde personne ! Si la garder sous silence peut vous aider à mieux la vivre, vous êtes totalement en droit de le faire ! Ensuite, si vous décidez d'en parler, n'oubliez pas l'effet miroir que génèrent, en particulier, les atypiques : ainsi, lorsque les gens vous font des remarques, ils parlent avant tout d'eux-mêmes, à travers leur prisme, et leur vision des choses est influencée par leur conditionnement familial et sociétal. Un exemple ? Une connaissance vous demande au détour d'une conversation : « Tu n'as jamais voulu te marier ou avoir des enfants ? » En filigrane, un message : vu ton âge, c'est étrange que cela ne soit pas le cas ; il serait temps d'y songer ! L'effet miroir ici est assez simple à reconnaître : « Ce serait angoissant pour moi si j'étais dans ta situation... » Résultat : en utilisant votre empathie et votre intuition, vous vous rendrez compte que ce genre de remarques ne vous concerne finalement pas du tout.

QUELQUES PISTES POUR VOUS PRÉMUNIR DE L'EFFET MIROIR

Terriblement communes, ces remarques ne sont pourtant jamais évidentes à entendre ; elles peuvent tomber au mauvais moment ou se multiplier, et rendre l'effet miroir très douloureux. Ne culpabilisez pas si vous avez des difficultés à vous en distancier, c'est normal ! Pour mieux le vivre, voici quelques pistes...

- Avant tout, décryptez-le ! Pour vous y entraîner, notez toutes les remarques qu'on vous a faites et qui vous ont blessé, et tentez de les interpréter au regard de ce que vous connaissez de votre interlocuteur, de son caractère, de son histoire...

- Le but de cet exercice est de vous protéger, mais aussi de vous permettre de comprendre que ces remarques, qui peuvent être blessantes, ne sont souvent que maladroites et ne reflètent que la vision de l'autre et ses propres craintes. Le fait de pouvoir y répondre avec bienveillance vous permettra d'ouvrir ce constat dans l'échange, et donc de vous soulager aussi de cet effet miroir.

Exemples de remarques communes après une rupture	**L'effet miroir**	**Comment y répondre ?**
Ça doit te faire bizarre de te retrouver seul après autant de temps à deux.	La personne est en train de vous dire qu'elle-même le vivrait de manière bizarre si elle se retrouvait seule après autant de temps à deux.	Ça te ferait bizarre, à toi, si tu étais à ma place, c'est ça ? car, personnellement, je me sens...
Tu ne voulais pas vous donner une seconde chance ?	Elle fait peut-être un transfert de son couple et de ses difficultés ; ainsi, voir un autre couple se séparer peut lui faire craindre qu'elle-même en vienne à le faire.	Je l'aurais sûrement fait si j'avais eu la même histoire que toi avec X, mais il s'est passé tellement de choses entre-temps...
...	...	...

- Si vous avez la possibilité d'esquisser un sourire et de partir, n'hésitez pas à le faire ; sinon, répondez quelque chose comme « Je ne sais pas », de façon à arrêter la conversation. Il devient alors difficile pour votre interlocuteur de rebondir, si ce n'est en parlant de lui pour vous donner un exemple. Ce sera alors plus facile pour vous de vous rendre compte que vous faisiez juste un effet miroir.
- Soyez franc ! N'oubliez pas que vous avez le droit de ne pas répondre, vous avez le droit de dire que ces questions vous gênent ou vous mettent mal à l'aise, et vous avez le droit de faire votre deuil et d'être célibataire. Après tout, c'est important de sensibiliser les gens à ce qui se dit ou pas !

- Positivez votre situation ! Beaucoup de personnes hautement sensibles apprécient aussi le célibat pour de multiples raisons. Elles disent souvent se retrouver, avoir plus de temps pour faire ce qu'elles aiment, pour mener une vraie introspection, pour profiter de moments de calme sans interruption, pour ne plus ressentir la pression à satisfaire, etc. Ces moments sont précieux, car ils aident à mieux se comprendre, à mieux se connaître, et peut-être même à mieux s'assumer avec ses atypies. Ainsi, malgré toutes les difficultés liées à une rupture, beaucoup témoignent que c'est une chance pour eux de pouvoir se reconstruire pleinement, d'y voir plus clair dans leurs besoins et, peut-être par la suite, de trouver un partenaire plus ajusté à leurs attentes.

C'est donc aussi grâce à ces moments que vous serez plus à même de trouver le partenaire qui vous convient le mieux, quand et si vous le désirez, car il n'y a pas qu'une manière de faire couple comme il n'y a pas d'obligation d'être en couple ! En définitive, la rupture et le célibat sont aussi des manières de se réinventer et de faire le point sur ce dont vous avez besoin dans votre vie.

J'espère que ce livre aura pu vous aider à appréhender les choses autrement, plus en lien avec qui vous êtes, sans aucune pression de résultat. Tout est possible, mais tout prend du temps, d'autant que les personnes atypiques évoluent sans cesse et très vite. Ainsi, ce dont vous pensiez avoir besoin hier n'est sans doute pas ce dont vous avez besoin aujourd'hui, et ne sera pas en adéquation avec vos besoins de demain. Prenez le temps de vous écouter, de déconstruire les choses, d'aller à votre rythme et d'échanger avec des personnes inspirantes et bienveillantes. Le couple n'est pas la solution, il ne se substitue pas à quelque chose, il vient juste éveiller de nouvelles émotions et sensations.

Ce qu'il faut retenir

- Si chaque couple a ses raisons de penser à la séparation, les couples atypiques sont souvent mis en difficulté par les différences, qui paraissent parfois insurmontables, et par les relations toxiques.
- Les différences génèrent souvent des rapports de force : en voulant expliquer notre point de vue, nous avons tendance à l'imposer, au point que la communication devient impossible, et la rupture, une éventualité. N'oubliez pas : vous êtes dans la même équipe !
- Pour rétablir la communication et gérer les conflits, la temporalité et l'espace d'échange ont une grande importance. En tant que personne atypique, n'hésitez pas à prendre votre temps : soyez à l'écoute de vos besoins et partez à leur découverte sans vous soucier de normalisation et de conformisme.
- La toxicité est une épreuve complexe : non seulement elle varie en intensité, mais elle peut être liée aux conflits du couple plutôt qu'à un de ses membres. C'est la raison pour laquelle il faut faire attention : nous pouvons tous devenir toxiques, d'autant que l'atypie amène une intensité supplémentaire dans la relation.
- Quand la relation est gangrenée par une forte toxicité, la séparation s'impose, pour vous préserver. Une rupture est difficile et prend du temps : c'est un véritable deuil. Chacun a sa manière de réagir.

Conclusion

Après quelques années en tant que médiatrice, j'ai pu me rendre compte que beaucoup d'atypiques avaient besoin de décortiquer les choses et qu'ils se sentaient vite frustrés de rester à la surface quand il s'agissait de comprendre leurs choix de vie. Autant les exemples et la mise en pratique sont importants, autant pouvoir saisir par eux-mêmes les processus psychiques qui nous mènent à prendre certaines décisions est, à leurs yeux, la clé pour être autonome, pour ne plus avoir la sensation de dépendre des autres et pour trouver leur chemin.

C'est la raison pour laquelle j'ai choisi de partager ici, avec vous, des travaux de recherche et d'analyse en psychologie et en psychanalyse, qui vous donneront, je l'espère, les outils pour assouvir ce besoin. De ces travaux et de mon expérience en séance et au sein de l'Observatoire de la sensibilité, j'ai tiré un enseignement que j'ai tenté de vous transmettre dans ces pages : il est important de trouver le juste milieu entre votre singularité (en prenant en compte toute votre sensibilité, votre hyperémotivité, vos hyperesthésies...) et le conformisme, que cela soit dans votre vie de couple ou dans votre vie personnelle. Je suis tout à fait consciente que vous pouvez vous sentir perdu face aux possibilités qu'ouvre cette démarche, ainsi qu'à cette liberté dont nous n'avons pas l'habitude. C'est d'ailleurs tout le fil rouge de mon travail au quotidien auprès des atypiques que j'accompagne : redonner à chacun la possibilité de (re)créer sa vie. Je sais combien c'est déstabilisant, angoissant et parfois effrayant. Il est vrai que, quand nous nous lançons, nous ne savons pas trop par où commencer, nous avons la sensation que nous allons devoir tout repenser, appuyer sur reset, que tout ce que nous avons fait jusque-là est juste bon à jeter à la poubelle et qu'il nous est impossible de tout recommencer.

Ne percevez pas cette démarche de compréhension de vous comme une remise à zéro, mais plutôt comme un déménagement. Ainsi, vous commencerez par faire un gros tri dans votre maison actuelle ; peut-être vous débarrasserez-vous de certaines choses, ou au contraire retomberez sur des souvenirs qui ont plus d'importance que vous ne le pensiez. Vous préparerez soigneusement plusieurs tas et emballerez le plus important. Pièce par pièce, vous pourrez repenser votre vie et voir les zones qui auraient besoin d'un petit coup de ménage. Une fois la maison vidée, vous découvrirez qu'elle vous plaît toujours, finalement, ou vous vous rendrez compte qu'elle ne correspond plus du tout à vos attentes. Cette maison, c'est vous, c'est votre couple, c'est votre vie, alors prenez le temps. Ce déménagement vous demandera de l'énergie, et peut-être aurez-vous besoin de soutien pour porter les meubles les plus lourds, ceux légués par un passé un peu compliqué. C'est dans ces moments-là que le choix de son partenaire de vie est essentiel : nous aide-t-il dans ce déménagement ou fait-il partie des meubles les plus lourds ? Lorsque nous déménageons, nous pouvons être agréablement ou désagréablement surpris de l'aide qu'on peut recevoir.

Il n'est pas rare qu'on me renvoie la peur de tout perdre ou de faire de mauvais choix en matière de couple, mais si vous êtes concentré sur vos besoins et non sur vos peurs il n'y aura pas de mauvais choix. Prendre des décisions n'est pas très compliqué, le plus dur est d'en assumer les conséquences. Dans ce cas, c'est surtout notre rapport à la responsabilité qui peut être mis en cause. Est-ce que vous êtes une personne qui fuit les responsabilités ou plutôt qui les assume ?

Sachez que vous êtes libre, libre de vous questionner sur vous et sur votre couple, libre de vous poser des questions et de les partager avec votre moitié, mais aussi libre de ne pas faire le même couple que les autres, de le réinventer ou même de ne pas être en couple du tout.

Pour cela, il faudra d'abord être bien avec vous-même, vous connaître, comprendre vos spécificités en tant qu'hypersensible et les assumer... C'est avec ces atouts en main que vous pourrez rencontrer la bonne personne, mais aussi communiquer sur la durée sur vos propres besoins. Savoir vous accepter, même dans le célibat, vous permettra également de développer une forme de tolérance envers vous, et donc envers l'autre, de ne pas vous engager par dépit ou par crainte, mais de mettre toutes les chances de votre côté pour créer un couple solide, ou d'être heureux avec vous-même. Bien entendu, tout cela n'est pas simple puisque vous serez tenté de vous conformer, de vous caméléoniser... mais considérez que c'est une capacité d'adaptation et non le piège de la suradaptation. Sachez faire le tri progressivement entre vos envies, vos besoins et ceux que vous pensiez avoir, mais qui ne sont pas les vôtres. C'est un peu comme cette vieille malle au fond du grenier qui prend la poussière et que vous gardez par nostalgie, pensez-vous vraiment intéressant de la garder, surtout si elle prend de la place ?

Il y aura toujours des injonctions sociales, mais aussi vos propres contradictions, pour agir sur vos prises de décision. Prendre conscience de cela vous permettra d'en accepter certaines et d'en anéantir d'autres. Il me semble important de terminer cet ouvrage sur cette idée, car je sais que beaucoup d'atypiques sont aussi des idéalistes ou des perfectionnistes, et qu'ils voudront absolument tout faire au mieux dans leur vie de couple. C'est là encore quelque chose à déconstruire, comme le fait de penser qu'être perfectionniste est une qualité. Il n'en est rien, et c'est même un réel handicap que ne rien pouvoir lâcher, jusqu'à s'en rendre psychiquement et physiquement malade. Être libre, c'est aussi assumer nos propres limites et se dire que, là où nous en sommes, en l'état actuel, nous avons encore des failles et des dépendances, et que nous ne savons pas si ça changera un jour ou comment elles évolueront. Admettre nos méconnaissances, nos difficultés, nos manquements et nos conditionnements, c'est déjà nous libérer du carcan écrasant du conformisme, et arriver à le faire en couple, c'est riche d'épanouissement : nous apprenons à nous aimer comme nous sommes, avec authenticité. À deux (ou plus), nous pouvons nous soutenir, nous tirer vers le haut, nous entraider. À deux, nous pouvons déplacer des montagnes, être plus forts et nous sentir en sécurité pour affronter les aléas de la vie. À deux, nous pouvons aussi développer plus vite notre résilience, car l'autre nous offre un cocon réconfortant et bienveillant, où nous pouvons être nous-mêmes, et même nous tromper. À deux, rien n'est impossible, mais nous pouvons aussi bien avancer quand nous sommes seuls, car il n'existe pas un chemin, il n'existe pas un destin, il n'existe pas une seule manière de faire couple... L'existant est un mirage pour celui qui ne veut voir qu'avec les yeux. Servez-vous de tous vos sens, de toutes vos hyperesthésies ; vivez pleinement votre hyperémotivité, et vous trouverez comment utiliser votre beau et incroyable potentiel sensible au sein même de votre couple et de votre vie.

Remerciements

C'est avec beaucoup d'émotion que j'ai écrit cet ouvrage, il est dans ma tête et dans mon cœur depuis des années, et j'ai l'impression que c'est l'aboutissement de toute une vie de travail. Ce livre regroupe tellement de sphères de ma vie, tant personnelle que professionnelle, qu'il y aurait des milliers de personnes à remercier, mais mes pensées vont bien entendu à tous ces couples et à toutes ces personnes atypiques qui m'ont fait confiance, qui sont venus à moi pour me révéler leur intimité. Merci de votre persévérance, de votre résilience, mais avant tout merci de votre humanité.

Merci également aux éditions Solar d'avoir édité cet ouvrage qui j'espère permettra aux atypiques de poursuivre leur chemin. J'espère tellement que chacun y aura trouvé quelques mots ou idées lui permettant de poursuivre son chemin...

Merci également à mon mari, qui est aussi mon meilleur ami, un homme bien atypique avec qui on a su s'apprivoiser au cours de ces dix-sept dernières années. À jamais et pour toujours dans mon cœur, je t'aime.

Annexes

Notes bibliographiques

Chapitre 1

1. A. Aron, E. Aron, J. Jagiellowicz, X. Xu, G. Cao, T. Feng and X. Weng (2010), « The trait of sensory processing sensitivity and neural responses to changes in visual scenes », *Social Cognitive and Affective Neuroscience,* 6, 38-47.

2. B. Acevedo, E. Aron, S. Pospos and D. Jessen (2018), « The functional highly sensitive brain : a review of the brain circuits underlying sensory processing sensitivity and seemingly related disorders », *Philosophical Transactions,* B 373:20170161.

   C. Greven, F. Lionetti, C. Boothe, E. Aron, E. Fox, H. Schendang, M. Pluess, H. Bruining, B. Acevedo, P. Bijttebier and J. Homberga (2019), « Sensory Processing Sensitivity in the context of Environmental Sensitivity : A critical review and development of research agenda », *Neuroscience & Biobehavioral Reviews,* Volume 98, March 2019, 287-305.

3. S.J. Suomi, « Genetic and maternal contributions to individual differences in rhesus monkey biobehavioral development. Psychobiological Aspects of Behavioral Development », *Academic Press,* 1987, p. 397-419.
   « Early determinants of behavior : evidence from primate studies », *British Medical Bulletin 53,* 1997, p. 170-184.

4. Journal of Neurochimistry, International Society for Neurochemistry, *J. Neurochem* (2009) 109, 1363-1374.

Elaine Aron, *The Highly Sensitive Person : How to Thrive When the World Overwhelms You,* 2013, Kensington Publishing Corp.

5. « The brain's mirror neurons for a more complete understanding of mirror neurons », voir M. Iacoboni, *Mirroring People : The New Science of how we Connect with Others,* New York : Farrar, Straus, and Giroux, 2008.

   Robert C. Coghill, John G. McHaffie, Yi-Fen Yen, « Neural correlates of interindividual differences in the subjective experience of pain », *PNAS,* July 8, 2003, 100 (14) 8538-8542 ; https://doi.org/10.1073/pnas.1430684100

   Bianca P. Acevedo, Elaine N. Aron, Arthur Aron, Matthew-Donald Sangster, Nancy Collins, Lucy L. Brown, « The highly sensitive brain : an fMRI study of sensory processing sensitivity and response to others' emotions », *Brain and Behavior,* 2014 Jul ; 4(4) : 580-594. doi : 10.1002/brb3.242.

6. B. Walsh, « The Power of Introverts », *Time* 179 (2012)

   E. Aron et A. Aron, « Sensory-processing sensitivity and its relation to introversion and emotionality », *Journal of Personality and Social Psychology,* 73, 345-368, 1997.

Chapitre 2

1. Annie Butler, *le Couple comme organisateur psychique ; le couple et l'épreuve du temps ; l'odyssée du couple,* Érès, 2008, p. 69-98.

2. Nicolas Favez, « La nécessité du lien : l'attachement », dans *l'Examen clinique du couple ; Théories et instruments d'évaluation,* sous la direction de Nicolas Favez. Mardaga Wavre « PSY-Émotion, intervention, santé », 2013, p. 59-92 ; https://www. cairn.info/examen-clinique-du-couple--9782804701680-page-59.htm

   Raphaële Miljkovitch et Emmanuelle Cohin, « L'attachement dans la relation de couple : une continuité de l'enfance ? », *Dialogue,* 2007/1 (n° 175), p. 87-96. DOI : 10.3917/dia.175.0087 ; https://www. cairn.info/revue-dialogue-2007-1-page-87.htm

3. René Kaes, *l'Idéologie ; l'idéal, l'idée, l'idole,* Dunod, 2006.

4. Sigmund Freud, *Le Malaise dans la culture,* PUF, 2015.

5. Gustave Le Bon, *Psychologie des foules,* Books on Demand, 2018.

6. *Op. cit.*
7. Monique de Kermadec, *la Femme surdouée,* Albin Michel, 2019.
8. Liliane Maury, *les Émotions de Darwin à Freud,* Presses universitaires de France, 1993.
9. Jacques Lacan, « Le Stade du miroir comme formateur de la fonction du je telle qu'elle nous est révélée dans l'expérience psychanalytique », *Revue française de psychanalyse,* 1949.
10. Alain Ehrenberg, *la Fatigue d'être soi,* Odile Jacob, 2000.

Chapitre 3

1. Marshall B. Rosenberg, *Les mots sont des fenêtres (ou bien ce sont des murs) ; initiation à la communication non violente,* 3e édition augmentée, La Découverte, octobre 2017.
2. M. Pluess and J. Belsky (2012), « Vantage sensitivity : Individual differences in response to positive experiences », *Psychological Bulletin,* American Psychological Association 2013, vol. 139, n° 4, 901-916 0033-2909/13/ DOI : 10.1037/a0030196.

   M. Pluess (2015), « Individual differences in environmental sensitivity », *Child Development Perspectives,* Society for Research in Child Development, p. 1-6, DOI : 10.1111/cdep.12120.
3. Patricia Lamare, *la Théorie de la désintégration positive de Dabrowski, un autre regard sur la surdouance, la santé mentale et les crises existentielles,* 2e édition, Sens & Lien, mai 2019.

Chapitre 4

1. Paul-Claude Racamier, *les Perversions narcissiques,* Payot, 2012.
2. « La perversion narcissique », IIe Congrès international de thérapie familiale psychanalytique, Grenoble, 1985, paru dans *Gruppo,* n° 3, 1986.
3. Jean-Yves Broudicfield (psychanalyste), « Le suicide réalité sociale et réalité psychique », *le Journal des psychologues,* Martin Média, n° 262, 2008.

Bibliographie

Lise Bourbeau, *la Puissance de l'acceptation,* Pocket, 2018.

Lise Bourbeau, *Les 5 blessures qui empêchent d'être soi-même,* Pocket, 2013.

Michèle Bromet-Camou, *Guérir de sa famille par la psychogénéalogie,* Tallandier, mai 2018.

Jean-Yves Broudic, « Le suicide, réalité sociale et réalité psychique », *le Journal des psychologues* n° 262, novembre 2008.

Peter Bügel, « Le burn-out », *Patient care,* juillet 2003.

Daniel Causse, extrait du cours « L'éthique du sujet et l'objet du manque », master de psychanalyse, Montpellier.

Daniel Causse, *l'Instant d'un geste ; le sujet, l'éthique et le don,* Labor et Fides, 2008.

Vincent Cespedes, *Oser la jeunesse,* Flammarion, 2015.

Collectif, sous la direction de Bernard Pechberty, Florian Houssier et Philippe Chaussecourte, *Existe-t-il une éducation suffisamment bonne ?* In Press, 2013.

Collectif, sous la direction de Geneviève Bergonnier-Dupuy et Monique Robin, *Couple conjugal, couple parental : vers de nouveaux modèles,* Érès, 2007.

Élodie Crépel, *100 jours pour prendre soin de soi ; développement personnel pour zèbres, surdoués, grands sensibles et autres atypiques,* Ailes et Graines, 2019.

Élodie Crépel, *Femme atypique ; hypersensibilité, haut potentiel, TDAH… faites de votre différence une force au travail,* Jouvence, 2021.

Élodie Crépel, *Petit guide pour tous les atypiques : le B.A.-BA pour comprendre son hypersensibilité, sa douance et ses autres atypies,* édit Ailes et Graines, 2020.

Yu Dan, *le Bonheur selon Confucius ; petit manuel de sagesse universelle,* Pocket, 2012.

Annie de Butler, *le Couple et l'Épreuve du temps ; l'odyssée du couple,* Érès, 2008.

Monique de Kermadec, *l'Adulte surdoué à la conquête du bonheur,* Albin Michel, 2015.

François Duparc, *André Green,* Paris, PUF, coll. « Psychanalystes d'aujourd'hui », 1997 (2e édition).

François Duparc, *le Mal des idéologies,* PUF, 2015.

Émile Durkheim, *le Suicide,* introduction de Serge Paugam, PUF Quadrige, 14e édition, 2013.

Émile Durkheim, *le Suicide,* PUF, édition 2013.

Alain Ehrenberg, *la Fatigue d'être soi ; dépression et société,* Odile Jacob, 2000.

Alberto Eiguer, *le Pervers narcissique et son complice,* Dunod, 1989.

Sigmund Freud, *le Malaise dans la culture,* PUF, 2015.

Sigmund Freud, *Nouvelles Conférences d'introduction à la psychanalyse,* Folio, 1989.

Sigmund Freud, « Deuil et mélancolie »(1915), in *Métapsychologie,* Gallimard, 1981.

Sigmund Freud, « Le moi et le ça » (1920), in *Essais de psychanalyse,* Payot, 1968.

Sigmund Freud, « Psychologie des masses et analyse du moi » (1920), in *Essais de psychanalyse,* Payot, 2001.

André Green, *Narcissisme de vie, narcissisme de mort,* les éditons de Minuit, 2007.

Paul Jacques, « Souffrance psychique et souffrance sociale », *Pensée plurielle* n° 8, février 2004.

René Kaës, *l'Idéologie ; l'idéal, l'idée, l'idole,* Dunod, 2006.

Jacques Lacan, *le Mythe individuel du névrosé* (1953), Seuil, 2007.

Jacques Lacan, *le Séminaire ; la relation d'objet* (1956), Seuil, 1998.

Jacques Lacan, « Le stade du miroir comme formateur de la fonction du je telle qu'elle nous est révélée dans l'expérience psychanalytique », *Revue française de psychanalyse,* 1949.

Patricia Lamare, *la Théorie de la désintégration positive de Dabrowski ; un autre regard sur la surdouance, la santé mentale et les crises existentielles,* 2e édition, Sens & Lien, 2019.

Marie-Claude Lambotte, le Discours mélancolique ; de la phénoménologie à la métapsychologie, Érès, 2012.

Gustave Le Bon, *Psychologie des foules,* Books on Demand, 2018.

Claude Le Guen, *le Refoulement,* PUF, 1992.

Maria Lucia de Souza Campos Paiva et Isabel Cristina Gomes, « Violence familiale, transgénérationnel et pacte dénégatif », *le Divan familial* n° 18, janvier 2007.

Liliane Maury, *les Émotions de Darwin à Freud,* PUF, 1993.

Nicolas Miollan, résumé-synthèse de *Deuil et mélancolie,* de Sigmund Freud, IFPP, Edupsy.

Bertrand Ogilvie, *Lacan ; le sujet* (1949), PUF, 1993.

Bernard Pechberty, « Apports actuels de la psychanalyse à l'éducation et l'enseignement : un éclairage fécond », *ÉLA, Études de linguistique appliquée* n° 131, mars 2003.

Stéphanie Pinel-Jacquemin (2010), « Les relations d'attachement », *in* Chantal Zaouche Gaudron (Ed.), *le Développement social de l'enfant,* Paris, Dunod.

Stéphanie Pinel-Jacquemin (2010), « Outils de mesure de l'attachement parent-enfant », dossier thématique sur l'attachement, Observatoire national de l'enfance en danger, http://www.oned.gouv.fr/docs/production-interne/ rapports/dossierattachement % 20oned % 202010 – % 202.pdf

Stéphanie Pinel-Jacquemin et Chantal Zaouche Gaudron, « Système familial et relations d'attachement entre parents et enfants perçues par les frères et sœurs, *Enfance,* 2012.

Stéphanie Pinel-Jacquemin et Myriam Kettani (2011), « Au-delà de la dyade : quelle influence du système familial sur le lien d'attachement parent-enfant ? », *ANAE, Approche neuropsychologique des apprentissages chez l'enfant,* 112/113(23) : 175-180.

Todd Rose, *la Tyrannie de la norme,* Belfond, 2017.

Marshall B. Rosenberg, *Les mots sont des fenêtres (ou bien ce sont des murs) ; initiation à la communication non violente,* 3e édition augmentée, La Découverte, 2017.

Jeanne Siaud-Facchin, *Trop intelligent pour être heureux ? l'adulte surdoué,* Odile Jacob, 2008.

Lucy Vincent, *Comment devient-on amoureux ?* Odile Jacob, 2004

Sites

Retrouvez toutes les informations sur burn-out parental ainsi que les coordonnées de professionnels formés https://www.burnoutparental.com

Site de Fabrice Micheau (spécialiste international de la douance) : https://hpitalents.com/

Elaine Aron : https://hsperson.com/research/

Observatoire de la sensibilité : https://lasensibilite.com

Élodie Crépel : https://elodiecrepel.com

Table des matières

Chapitre 2

Les fondations du couple

Chapitre 3

Comment vous épanouir dans votre couple atypique ?

Chapitre 4

Et quand c'est trop compliqué…

Direction : Jean-Louis Hocq
Direction éditoriale : Marion Guillemet-Bigeard
Collaboration éditoriale : Véronique Deiller
Édition : Lama Younès-Corm
Correction : Chloé Chauveau et Véronique Badin
Conception de la couverture : Guylaine Moi
Illustration de la couverture : Marta Orzel
Conception de la maquette intérieure : Stéphanie Brepson
Mise en pages : Nord Compo
Fabrication : Laurence Duboscq

ISBN : 978-2-263-17737-8
Code éditeur : L17737/02
Dépôt légal : février 2022
Imprimé en France par Normandie Roto Impression s.a.s. (2202532)

Retrouvez-nous sur www.solar.fr

MIXTE
Issu de sources responsables
FSC® C003309

Solar, un département d'Édi8
92, avenue de France, 75013 PARIS